JN307985

つ」と平常の境目《さかいめ》

吉竹弘行

青春新書
INTELLIGENCE

はじめに

現在、日本のうつ病患者は100万人前後に達しています。厚生労働省が3年ごとに実施している患者調査によると、うつなどの症状が続く「うつ病」の患者数（躁うつ病を含む）は、2008年に初めて100万人を超え104万1000人に達しました。その内訳は、男性が38万6000人、女性が65万5000人となっています。

104万1000人というのは、あくまで入院・通院患者の統計で、実際にはさらに多くの潜在的なうつ患者がいると思われます。

つまり、いまの日本は「うつ病全盛時代」と言ってもいい状況。ストレスフルな社会状況もあって、誰もがいつかかってもおかしくない病気でもあるのです。

すべての日本人が「うつ」と平常の境目に立たされているといっても過言ではないでしょう。

なかでも急増しているのが、俗に「新型うつ病」と言われる、従来のうつ病の定義からはずれた「うつ病」です（ちなみに「新型うつ病」とは正式な診断名ではなく、医学的に明確な定義・診断基準は定められていませんが、本書では便宜的に、この名称を使っています）。

しかし、これは精神科医の私から見ると、ちょっとクビをかしげたくなる面があり、本当の現実を覆い隠してしまう恐れもあります。

というのは、「新型うつ病」などと言われるものの多くは、従来のうつ病とは違った、日本社会と医者、そして患者さんとによって生み出された、新種のこころの病ではないかとも思えるからです。

もちろん、そうとは言えない患者さんもいます。本書を読んでいただければ、「新型うつ病」患者が増えている背景には、日本社会、日本人が陥ってしまった、ある意味でうつ病以上の「こころの病」があることがわかってもらえるでしょう。

いまの「精神科」「心療内科」の診察室では、「まさか」「嘘だろう」「ありえない」という話に頻繁に遭遇します。

「新型うつ病」の患者さんは、職場を休んだり、家事ができなくなったりして、それまでの日常生活が送れなくなっています。そのこころのうちを精神科、心療内科で吐き出すのですが、たいていの場合、「自分がうつ病になったのはあの人のせいだ」「アイツのために人生を狂わされた」などと訴えます。従来のうつ病が自分を責めるのに対して、新型うつ病の患者さんは、怒りの矛先《ほこさき》が常に他者に向かうのです。

さらに、そのときに医者が思うような対応をしてくれない（「うつ病」と診断してくれない、診断書を書いてくれない、など）と、今度はその攻撃が医者に向かってくることもしばしばです。

そして、そうなると自分をわかってくれる（多くの場合、「うつ病」と診断してくれる）医者を求めてドクターショッピングする患者さんも出てきます。そういう意味で、この問題は、私たち精神科医にも大きな責任があります。

こうした新型うつ病患者を、私は「責任転嫁型うつ病」とも呼んでいます。現在、こうした新型うつ病患者を新しい医学的な問題として研究する向きもあります。

しかし、診察の現場で新型うつ病の患者さんを診てきた経験から言えば、医学面だけでは解決できないと感じています。新型うつ病は医学的な問題だけではなく、社会問題でもあると、少なくとも私は思っているからです。

じつは、かく言う私自身も「引きこもり」「ニート」だったことがあります。世の中の責任をまったく引き受けず、単に甘えて暮らしていました。その結果、医学部を卒業するまでに17年もかかっています。おそらく39歳でやっと精神科医になった人間は、日本には私以外にはいないのではないかと思います。

よくも両親が許してくれたものだと、いまは大変感謝しています。

ニートだったころの私は、いま思うと世間から「なまけ者」と指弾されても仕方ない、昔の言葉で言う「穀《ごく》つぶし」でした。

だから、当時の私と同じような、社会を甘く見ているような患者さんが来るたびに、その気持ちも理解できる私は、なんとも言えない複雑な気分になるのです。

新型うつ病患者は、世間一般の大人から見れば「甘ったれ」としか思えない言動が多く、彼らの言い分を聞けば、おそらく怒鳴りつけたくなる衝動に駆られるかもしれません。

しかし、彼らは彼らで、多かれ少なかれ自らの気分の浮き沈みに苦しんで、うつ症状を呈しています。ケアが必要なのは間違いありません。

ただ、彼らへの誤った理解が、従来のうつ病などの精神疾患患者が抱える問題を覆い隠し、うつ病への世間一般の理解も捻じ曲げてしまう恐れもあります。

本文で述べますが、私は新型うつ病患者を、昨今の歪んだ日本社会が生み出した犠牲者でもあると考えています。先に社会問題でもあると言ったのは、このためです。

本書はそうした筆者の認識のもと、うつ病全盛時代と言われ、新型うつという新しいこころの病が生まれてきた背景には、日本人のこころや日本社会にどんな変化が起こっているのか。また、そのためにどんな対処をしていったらいいかを、みなさんと一緒に考えたいと思い、筆をとったものです。

「うつ」と平常の境目～「新型うつ」の9割は医者がつくっている？……目次

第2章 「うつ」と「うつ気味なだけ」の人——自分を過大評価する人たち

第3章 私も引きこもり&ニートだった――39歳で医者になった遠回り人生

第4章 「新型うつ」もやっぱり「うつ病」？――「新型うつ」になりやすい人

第5章 うつ病はなぜ増えた？――ストレス社会のせいだけじゃない事情

第6章 乱用される「うつ病」——誤解と偏見を生まないためにも……

第7章 「なんでも自己責任」社会の弊害——日本人は変わってしまったのか？

本文デザイン＆DTP／メディアタブレット

第1章　えっ、それも「うつ」なの？

――いまどきの診察室から

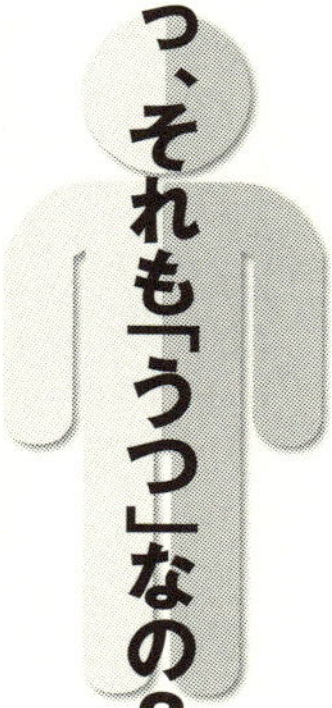

「新型うつ病」患者の典型

論より実例。まずは私がこれまで診てきた患者さんの実例から、俗に言う「新型うつ病」がどのようなものかを紹介していきましょう（ただし、患者さんのプライバシーに配慮して、すべての症例に関して、一部内容を変えてあります）。

ケース①

「私のようないい教師はいない」と公言する男性

「いったい何時間待たせるんだ、この病院は！」

待合室から、聞き覚えのある怒鳴り声が聞こえてきました。

この声の主の男性患者は1週間前に来院したときも、同じように怒鳴ったのです。私も罵声を浴びせられ、ひたすら謝りました。病院というのは、やって来る人はみな患者さんであり、患者さんは誰もが何らかの苦しい症状、病気を抱えています。まずは、患者さんと正面から向き合う必要があります。

１週間前のときも、予約した診察時間より10分遅れただけでしたが、この男性の機嫌はなかなか収まりませんでした。今回も患者さんが多くてまずいとは思ったのですが、まだ10分もたっていないから大丈夫だろうとタカをくくったのが間違いでした。男性は大声で怒鳴り始めて、収まる様子がありません。

10分といえども待たせてしまったのは事実です。私は、診察室を飛び出すと、待合室にいる男性のところに行き、頭を下げて診察室へと案内しました。

「お前らはふざけてやがる。こっちは無理をして来ているのに、いつも待たせやがって。もうこんな病院はごめんだ」

私はひたすら謝って問診に入ろうとしましたが、男性の機嫌は直りません。とうとう「病院を替えたい」と言い出したのです。それを認めたところで、この男性患者はおそらくまた同じことを繰り返してしまうでしょう。

この男性は35歳の高校の英語教師です。初めて来院したとき、「数年前から周期的にうつ病になった。その後いろいろな病院で治療を受けたがよくならない。いまは休職中だが、一刻も早く復帰したい。先生、なんとかしてくれないか？」

と言いました。以来、数回の診察を重ねてきたのですが、症状は一向に好転しませんでした。

確かにうつ症状が見られたので、一般的に用いられる抗うつ剤を処方しましたが、薬が効いたと思えたのは、この患者さんがこれまでの経緯を率先して話したときだけでした。

一般的なうつ病患者というのは、性格的にはいわゆる「まじめ」で「几帳面」なタイプが多く、うつになるとなかなか口を開きません。だから粘り強く話を聞き、原因を探っていくと、たいていは「自分が悪いんです」と言い出します。

そうして、自責の念に苛《さいな》まれている自分を語り出し、その苦悩を打ち明けてきます。

このようなパターンが典型的なうつ病であり、分類上「メランコリー親和型」と呼んでいます。

つまり、職場や学校などでトラブルを起こすと、自分を責めて限りなく落ち込みます。そうして、何事も手につかなくなり、ついには職場や学校を休んでしまうというのが従来の（メランコリー親和型）うつ病患者によく見られるパターンなのです。

しかし、この教師の場合は明らかに違っていました。職場（学校）を長期間休んでいる点は同じですが、彼は「校長のせいだ」と言うのです。校長が自分に対してまったく理解がない。だから自分はうつ病になったと主張したのです。

初めは校長先生にも問題があるかもしれないと思って、いろいろ話を聞いていったのですが、どうもそうではなさそうなのです。

「最初は教育方針の違いだった。ところが、何度か校長と話をするうちにストレスがたまり、精神も不安定になってしまった。それで、学校に行けなくなった」

「学校に行けなくなってみると、すべてがイヤになった。無気力になった。それで病院に行ったら、うつ病だと言われた」

「校長にうつ病だから休養をとると言うと、キミは熱心に指導に当たるし、生徒からの信頼も厚い。どんなことがあろうと、キミが再起するまで粘り強く待つと言われた。それで、休んでは復帰を繰り返してきたが、今回はかなり長く休んでいる」

「最近の校長は冷たい。もうそろそろいいだろう。早く出てきてほしい、キミの同僚たちもみな復帰を望んでいると言ってきたが、ウソに決まっている」

「私のようないい教師は世の中にいない。最近の教師はみな無気力サラリーマンで、教育のことなんか本気で考えていない。だから、無気力教師を一掃してくれたら復帰すると言ってやった」

このような話を、私は診察のたびに何度も聞きました。

私のところに来る前に、別の病院にも通院歴があり、そこでうつ病と診断されています。確かにうつ症状も出ています。そこで、私のところでなんとかしなければと、できる限り耳を傾け、治療法を考え抜きました。

このように病院を渡り歩く患者さんを、一般的に「ドクターショッピング」と言っています。そうして問題を解決してくれる医者にたどり着くのであればいいのですが、まずそうはなりません。病院を替えるだけでは解決しないからです。

この男性患者はその後、言葉通り姿を見せなくなってしまいました。私の力不足と言われればそれまでですが、次の心療内科、精神科で改善することを祈るばかりです。

精神科医の間でも分かれる意見

1990年代の後半から、一部の精神科医のなかで、「最近、いままでとは違ううつ病患者がいる」と言われ出し、2000年代半ばから俗に「新型うつ病」と呼ばれる新しいタイプのうつ病患者がいることが世間でも知られるようになりました。しかも、その後もどんどん増えているということで、社会問題としても取り上げられるようになったのです。

新型うつ病が従来のうつ病患者と違うのは、**ケース①**で示したように、ややもすると自己中心的な理屈を展開することが多い点です。

東日本大震災で、日本人の冷静で秩序ある行動が海外に紹介されて称賛を浴びたことを思うと、これが同じ日本人なのかとわが目を疑うことが多いのです。

はたして、こうした患者さんの症状をうつ病と呼べるのか、精神科医の間でも意見が分かれています。しかし、最近では「新型うつ病」ということで、医者の間でもすっかり定着した感があります。

私もこれまで何十例もこうした患者さんを診てきました。なかには、同情すべき患者さんもいるのですが、たいていの患者さんはうつ症状がなければ、ただの自己チュー人間に見えてしまいます。

彼らは「自分がうつ病になったのは他人のせいだ」と主張してやまないのです。それは上司であったり、同僚であったり、配偶者であったりしますが、彼らはけっして「自分にも責任がある」とは言わないのです。

【図表1】「従来型のうつ病」と「新型うつ病」

	従来型のうつ病	新型うつ病
年　齢	中高年が多い	若年層が多い
性　格	真面目で完璧主義者	他人の評価をとても気にする
睡眠障害	不眠の症状が出ることが多い	仮眠症状が出ることがある
気分反応	良いことがあっても重苦しい	都合の良いことがあると明るくなる
	自分が悪いと自責の念を持つ	他罰的(会社のせい、上司のせい等)になりやすい
診断書等	休むのに抵抗する 休むことへの申し訳なさ	休みたいと言う。素直に休む 調子の良い日と悪い日の落差が大きい 診断書を盾に異動の要求 休職中に海外旅行

（出典：PHP人材開発）

彼らは仕事、あるいは家事ができなくなり、それまでの生活が送れなくなります。しかし、遊びには元気に行けたりするのです。

このようなタイプのうつ病が「新型うつ病」と呼ばれるものです。従来のうつ病を「自責型」、新型を「他責型」と呼んでいる医者もいますが、言葉を換えれば「責任転嫁型うつ病」と呼んでもいいのではないでしょうか。

上の**図表1**は、従来のうつ病と新型うつ病を「年齢」「性格」「睡眠障害」「気分反応」「診断書等」の項目で比較したものです。

最近、企業でもこうした表を用意して、産業医や企業の指定医とともに、社員のうつ病などのメンタルヘルスをチェックしているところが増えています。

私がいわゆる「新型うつ病」と言われる患者に初め

て出会ったのは、かれこれ10年ほど前のことでしょうか。

そのころ、「会社を休み、療養期間中なのに海外旅行に行くうつ患者がいる」という話は聞いてはいました。

ケース②

会社には行けないがハワイには行けるＯＬ

27歳・独身で、大手企業でマーケティングを担当しているというその女性は、女優で言えば木村佳乃に似た美人で、診察にやって来たその日から、「上司のせいで私の人生はメチャメチャなんです」と訴えてきました。

聞いてみると、１カ月ほど前から、帰宅すると気分が一気に落ち込み、家事をやめてしまったというのです。それまでは帰ると自炊していたというのですが、面倒になってコンビニ食に切り替えてしまった。そうしているうちに、１週間ほど前からは会社に行けなくなり、いまは休んでいるというのです。

「ともかくイライラして気分が落ち込んでなにも手につかないんです。食事するのもやっとで、今日はまだなにも食べていません」

たしかに顔色もよくないし、やせこけた感じでした。

そこで、もっと突っ込んで事情を聞くと、3カ月前に上司が代わり、以前の上司と違ってなにも相談できなくなったと言います。この新しい上司は、ミスをするとものすごく腹を立て、怒鳴りつけてくるとのこと。前の上司にはなんでも聞けたが、今度の上司はなにを聞いても「そんな簡単なことは自分で考えろ！」と言うだけ。それでもわからないので聞くと、今度は「オレは忙しい。いちいちお前の言うことを聞いていたら仕事にならない」と怒ると言うのです。

確かに会社での状況を聞くと、うつになってもおかしくないのですが、にわかには信じられない言動もあったので、注意しながら抗うつ剤を処方することにしました。当時の私は、まだ「新型うつ病」というものを症例的にほとんど診察したことがありませんでした。

そのため、精神科医なら普通にするように、気分の落ち込みを改善する効果がある坑うつ剤を、「これを飲んで、様子を見てみましょう」と勧めたのです。

すると、「えっ、うつ病って薬を飲めば治るんですか？」と言うので、「どんな薬でも

100％治るとは保証できません。しかし、いまのままでは家から一歩も出られなくなってしまいますよ。ですから、まず飲んでみて、それで様子を見るのがいいと思いますよ」と告げたのです。

この最初の通院から4週間後、彼女のうつ症状はほとんどなくなり、めでたく職場復帰を果たしたので、私はほっとしました。ただ、この間、私は彼女の口から上司のことを何度も聞かされました。

最終的には、「薬なんかより、上司を追い出すにはどうしたらいいですか？」と聞いてくるので、「私は医者であって、職場のことはよくわからないですよ」と、やんわりと受け流しました。

職場復帰をして3カ月後、彼女はまた出社困難に陥りました。それでまた私のところに来ようとしたらしいのですが、私が別の病院に移ることになったため、知り合いの精神科医を紹介し、新たにそこに通院するようになりました。

しばらくたってから、その後の彼女の様子を聞くと、こんな答えが返ってきて驚いたのです。

「いやあ、手に負えない患者だよ。なにしろ、会社に行けないと言いながら海外旅行には行くんだからね」

私は仰天して、「海外旅行？」と聞き返しました。

「そうだよ。上司のせいで会社に行くとストレスがたまる。それでなにも手につかない。前の病院では会社を休んでいいという診断書と薬をもらったというので、同じように診断・処方してくれと言うんだね。

それで、あんたのところと同じように処置したわけだ。

そうしたらね、先日、薬が切れたとやって来たので、見ると真っ黒に日焼けしている。それで聞いてみると、『ハワイに行って来ました』とケロリと言うんだね。

けっこう頭のいい女性だから、あれはもしかしたら最初から演技かもしれないね」

責任感が強すぎる人びと

従来のうつ病では、医者は患者さんに「十分な休養をとるように」と勧めます。現在のうつ病治療の原則は、十分な休養と抗うつ剤を中心とした治療が中心とされていますから、これは自然な流れです。休養をとるということは、仕事を休むということなので、医者は診断書にそう書きます。

するど、従来のうつ病患者のなかには、「いや、私が行かないと会社の同僚に迷惑がかかります」と言い出し、「なんとか休まないで治りませんか？」と訴えてくる人がいました。

つまり、一般社会でいうところの責任感というものが、うつ病患者には強すぎるきらいがあったのです。この過剰とも言える責任感から、彼らはふがいない自分を責め続け、心に変調をきたしてしまうのです。そうして、仕事中に塞ぎ込んでしまったり、会社に行こうとすると吐き気がして行けなくなったりして、心療内科や精神科を訪ねてくるのです。

次は、そうした従来型の患者さんの例です。

ケース③　人事異動でうつになったエリートサラリーマン

エリートサラリーマンと言ってもいい、28歳のメーカー勤務のその男性は、メランコリー親和型の従来のうつ病患者特有の症状を訴えてきました。

「会社に行こうとすると急にだるくなり、めまいがしたり吐き気がしたりして行けないんです。この1週間ほど、休んだり出社したりしていましたが、休んだ日は症状が出ません。

それでもう大丈夫と思ったのですが、今日は吐き気がひどく、なにもする気がしなくなって、妻に病院に行ったほうがいいと言われて、ここに来ました。

ともかく、このままでは自分がダメになってしまう。先生、私はうつ病なんでしょうか？」

聞いてみると、吐き気やめまいがし始めたのが1カ月ほど前。技術部門から営業部門に異動になって、上司や得意先と話す機会が多くなってからだと言うのです。

「入社以来、人事異動なんて自分とは関係ないことと思っていたからショックでした。それに私は口下手で、大学も工学部でしたから、技術部門しか向いていないのです」

「会社の業績が悪化しているので、営業を強化するということで営業に回されたようです」

「上司からは、『技術にいたんだから、いちばん製品がわかっている。それで売り込め』と言われるんですが、いざ、クライアント先に行くと、それがうまく言えないんです」

顔には苦しんでいる様子がありありと表れていて、自責の念に苛まれているのがよくわかりました。

「自分には、営業でモノを売るという仕事をする資格も能力もないと思うと、朝起きるのもつらいです。それでも、なんとか家を出るんですが、吐き気がして、気持ち悪くなってしまうのです」

聞いてみると、彼は元来、まじめな性格で、入社以来、無遅刻無欠勤だったそうです。責任感も強く、これまでの人生で大きな挫折を経験したことがないことも災いしていたようです。だから、今回の挫折を受け入れられず、「いったい自分のどこがいけなかったのか」と自分を責め続け、抑《よく》うつ気分（心がふさいだ状態）を助長させ、体に変調をきたしてしまったのです。

そこで、「思い切って1カ月休み、その間、薬を出すので、じっくり休養をとるように」と私はアドバイスしました。

目の前に障害が現れると、それを回避しようとするのは人間として自然な行動です。しかし、会社に行くのを心が拒否し、うつ状態に陥る。そして、それが具体的な症状になって生活に支障をきたすようになると、これはうつ病です。

ところが、「新型うつ病」と言われる人たちは、こうした従来型の患者さんと同じ症状を訴えても、言うことが180度違うのです。

先のサラリーマンが「自分には資格も能力もない」と言うのに対して、彼らは、「自分には能力も資格もある」と主張することが多いのです。

「うつ病」と「うつ状態」「抑うつ気分」の違い

さて、ここでこれまで述べてきた症例が誤解を招かないように、うつ病そのものについて、ざっと説明しておきましょう。

本書で扱う「新型うつ病」と呼ばれるうつ病は、現代では「こころの病」「こころの風邪」などとも言われるようになった従来型のうつ病（メランコリー親和型）とは、タイプ的に違うものと捉えられています。

うつ症状を呈しているので「うつ病」と呼ばれていますが、正式な診断名ではなくて造語であり、いまだに定義はなく、診断基準も確立されていません。

うつ病の診断には、国際的に使われている米国精神医学会の診断基準「ＤＳＭ」(Diagnostic and Statistical Manual of Mental Disorders：これまで何度か改訂されている）が使われることが多く、その病気の要因に関係なく、該当する症状にいくつ当てはまるかを基本にして診断していくことが一般的になっています。

うつ病は精神科でも心療内科でも治療を受けられますが、その診断はいくつかのチェックポイントに該当するかどうかで行います。つまり、患者さんが訴えている「こころの状態」を診て診断するわけです。

その主なチェックポイントを挙げると、次のようになります。

□気分が落ち込む
□憂うつになる
□理由もなく悲しい気持ちになる
□自分にはなんの希望もないと思う
□どんなことにも興味がなくなる
□いままで好きだったことや趣味をやる気になれない

【図表2】「うつ病」と「うつ状態」「抑うつ気分」の違い

	特　　徴
抑うつ気分	憂うつ感、悲哀感、つまらないといった気分、または症状
うつ状態	上記の気分(症状)を呈する状態。気分が落ち込んだ状態をさす。健康人でも悲しいことに出会うとうつ状態になりうる。しかし、医学的には通常「うつ状態」と言う場合、何らかの治療やケアの対象となる時を意味している。実際に「うつ病」以外でも「うつ状態」を呈する精神障害は少なくない
うつ病	原則として診断基準に合致した障害(疾患)としてのうつ病

□テレビや新聞を見てもおもしろくない
□性的な関心や欲求が低下する
□思考力や集中力がなくなる
□頭がさえない
□考えがまとまらない

まだまだチェックポイントはありますが、ここではこのへんにとどめます。ご自分でやっていただければわかると思いますが、これらは単に気分が落ち込んだだけでもいくつか該当します。

したがって、該当するだけではうつ病とは言えず、チェックポイントの多くに該当し、かつその状態が長く続くかどうかで、うつ病かどうかを診断します。

よく「うつ病」以外に「抑うつ気分」「うつ状態」という言葉も使われます。これは**図表2**にあるように、概念としては区別されて使われています。つまり、「抑うつ気分」が長く続き、具体的症状が表れて日常生活に支障をきたすような場合に「うつ病」と診断するわけです。

ケース④ 上司に「うつになったのはお前のせい」と言い放った公務員

30歳で独身という、この公務員の男性は、

「不安感、焦燥感がつのって、夜まったく眠れなくなり、役所に行けなくなりました」

と私の診察室にやって来ました。

「朝起きて役所に行こうとすると気分が悪くなり、吐き気がするんです」と言います。

これは**ケース③**に挙げたエリートサラリーマンと同じです。そこで、「ともかく、ぐっすり寝るようにしましょう。休養が必要ですから、よくなるまでは薬を飲んで役所を休んでみたらどうですか？」

と言いました。それで、睡眠導入剤と抗うつ剤をやや軽めに出しました。

それから2週間後、再診に来たら「眠れるようになった」と言うので安心したので

すが、「まだ役所には出たくないんです」と言うのです。そこで「なぜ?」と聞いても口をつぐみ、落ち込んだ表情を見せるのです。この日はいくら聞いてもそれ以上は答えず、「眠れるけれど、気分は晴れません。なにもやる気が起きません」と言うだけなのです。

そこで、さらに抗うつ剤を倍の量にして様子を見ることにしました。

4週間後、この男性はまるで別人のようになって現れました。前回までと違って、自信満々の表情で、「やっと役所に行けるようになりました」と言うのです。

そこで私は「それはよかったですね」と言ったのですが、突然、次のようなことを口走り出したのです。

「なにがよかったですか。よくないですよ。私がこうなったのは、すべて上司が必要以上に私に仕事を押し付けてきたからですよ」

彼に言わせると、これが改善されないと自分はまたうつ病になるそうで、「役所には仕方なく行き始めたが、仕事はまだしていない」というのです。

それから延々、上司と、自分が困っているのを見て見ぬふりをしているという同僚の批判を聞くことになったのです。最後に、彼はこう言いました。

「昨日、上司に向かって、私がうつ病になったのはあなたのせいだ。いまも治療中だ。

このことに責任を感じてくれと言ってやりましたよ」
最初は典型的なメランコリー親和型の患者さんのように見えたのですが、この豹変ぶりには驚きました。

うつ病も含めて、心療内科、精神科の診断が難しいのは、患者さん本人が話してくれないことには診断しようがないということです。これはある意味、自己申告制診断であり、医者はその自己申告を根気よく聞いていくなかで、こころの奥底に隠されているものを引き出していく必要があるのですが、それが一回や二回の診察では、なかなか見えてこないこともあるのです。

「仮面うつ病」って何？

精神科医の仕事の一も二も、患者さんが言うことを真摯《しんし》に聞くことです。ほかの科目と違って、精神科の症状は目に見えないものですから、患者さんが訴えることをひたすら聞くことが診療の第一歩です。しかし、その症状が別の形で表れてくるうつ病もあります。

新型うつ病と並んで、近年よく言われるようになった「仮面うつ病」というものです。人間は、頭が痛くなったり、お腹が痛くなったりするものです。あるいは肩こり、腰痛、しびれなどにも襲われます。さらに、朝の目覚めが悪かったり、なかなか寝つけなかったりします。

これはみな日常生活で頻繁に起こることですが、症状が続くと「医者に診てもらおう」となり、それぞれの科目の病院に行きます。そうすると、医者はまず内科的な病気を疑うので、さまざまな検査を受けることになります。レントゲン、ＭＲＩ、ＣＴ、血液検査などの検査を受けたりします。

しかし、どこにも異常が発見されないとなると、「不定愁訴」ということになります。これは原因のわからない身体症状のことを言い、こうなると内科医はお手上げなので、心療内科、あるいは精神科を紹介します。

こうして、最終的に診断される病気のなかに「仮面うつ病」があるのです。

つまり、仮面うつ病とは、患者自身がうつ病と自覚していないで、さまざまな身体的愁訴を持つものを言います。うつの症状には、身体症状と精神症状の２種類があるとされ、仮面うつ病はこのうち身体症状が前面に出て、精神症状が隠れてしまっていると考えられています。

では、なぜ「仮面」がついているかと言えば、単純に英語の「masked depression」を日本語に直訳したからで、身体症状という〝マスク〟をかぶったうつ病というわけです。

これは1958年にカナダのクラールという精神科医が名づけたとされています。

「仮面うつ病」ではなく「仮病うつ病」？

このように、仮面うつ病はうつ病らしくありません。身体症状はあっても、精神症状、つまり抑うつ感が前面に出ているわけではなく、何事にも興味がわかない程度のことが多いからです。

ケース⑤ パチンコに行くときは「うつ」が治る人

旅行代理店に勤めているという25歳のその若者は、物腰は柔らかく、話し方は回りくどいのですが、非常にていねいに話してくれるので、まさかと思いました。

「ここ3カ月ほど、頭痛と腹痛に悩まされているんです。ときどきめまいもします。それで病院に行って検査を受けましたが、問題はないと言われました」

「エコーやMRIは受けられましたか？」

「はい。腹部エコーも、脳のMRIもやりました。なにも問題がないと言われました。それでも、会社に行こうとすると、すぐ頭痛が起こり、駅のトイレに駆け込んでしまったりするんです」

ここまで聞けば、彼が何軒か病院を回り、最終的にここにやって来たとわかります。これまで彼が受けた診断は、予想通り「自律神経失調」「心身症」でした。

そこで、精神科医としては仮面うつ病を疑うわけで、身体症状の裏に「うつ病」が隠れていないかを注意深く診ていきます。

「なんかこう、けだるい感じはいつもしますが、とくに精神的につらいとかはありません。普通に外出もできますし、いま一緒に暮らしている女性とも普通に会話していいます」

「会社はたびたび休みました。心身症の診断をもらって、2週間以上休んだこともあります」

「最初のうちは、彼女から〝なまけ病じゃないの？〟と疑われたんですが、会社に行くとなると、なんかこう体がついていかず、頭痛やめまいが起こるんです」

じつは仮面うつ病には明確な診断のガイドラインというものがありません。しかし、仮面うつ病の特徴が見られたので、抗うつ剤を処方しました。身体症状の奥に仮面うつ病が隠れている場合、抗うつ剤が効くことが多いので、処方してその効果を見て最終的に診断をしようと考えたわけです。抗うつ剤が効けば、数週間ほどで仮面うつ病に伴う身体症状は改善されると言われています。

しかし、この男性の場合は症状の改善は見られませんでした。そんな治療を続けているあるとき、一人の女性が私を訪ねてきたのです。この男性と同棲しているという30代の女性で、バリバリのキャリアウーマンといった感じで、会うなり、いきなり「先生、彼の治療を続けるのは無駄なので、もうおやめになってください」と言うのです。

彼女が言うには、彼は嘘つきで、本当はどこも悪くない。それなのに、病院に行っては会社を休んでいる。診断書があれば堂々と休めるからそうしているのだと言うのです。

「最初は私も彼を信じていました。会社を休んでいる間は、夕食の用意をして私を待っていて、本当にやさしくしてくれたからです。しかし、昼間なにをしているかというと、パチンコ屋に入り浸っているんです。最低の男です。

それがわかって、私は彼と別れることにしました。今週中に追い出します」


従来のうつ病なら、仕事ばかりか、すべてに興味を失います。会社に行けなくてもパチンコ屋に行けるというのは、うつが仮面をかぶっている「仮面うつ病」ではなく、むしろ「新型うつ病」ということです。

もちろん、仮面うつ病と診断せざるを得ない人もいます。ただし、そういう人は、いくら身体症状だけとはいえ、何らかの精神的な悩みを抱えていることが多いものです。

第2章 「うつ」と「うつ気味なだけ」の人

——自分を過大評価する人たち

厳しい企業社会が引き金に

リーマンショック以後の景気低迷で、日本企業が大幅なリストラ（人員整理）に入り、その結果、多くのうつ病患者が生み出されました。

さらに、2012年から始まった日本の電機産業のリストラはかつてない規模ですから、多くのサラリーマンが将来不安から精神的に追い詰められました。私の知り合いにも、あるメーカーを希望退職した人がいます。

新聞報道にあるような「追い出し部屋」に入れられ、毎日、梱包作業のような単純な仕事を延々とさせられたら、誰だって精神的に大きく落ち込むのも無理からぬ話だと思います。

なかには、それをきっかけに、本当にうつ病を発症してしまう人もいるでしょう。

しかし、いわゆる「新型うつ病」患者は、必ずしもそんな厳しい現実が引き金になっているとは思えない印象があります。

ケース⑥

上司の悪口を同僚に一斉メールで送り続けるエンジニア

その患者さんは、ある電機メーカーに勤める技術系社員（エンジニア）で、27歳独身。有名大学の大学院卒で、入社してからずっと研究開発部門で仕事をしてきた若者でした。

ところが、ある日を境に、いまにも死ぬようなことを言い出し、会社に行かなくなったので、母親の勧めで来院したのです。

「つらくて死にたい。先生、なんとかしてください」

と言うので、事情を聞くと、

「1週間ほど前に部長と言い合いになり、それからなにも手につかないのです。部長のせいで、とうとう病気にまでさせられてしまいました」

と、いきなり言い出しました。

「私は本当はこんな会社にいるべきではないのです。もっとレベルの高い研究ができます。それなのに、部長は私にまともな仕事を回してくれず、どうでもいい製品の研究開発をさせるのです」

「それで、この前、もういい加減にまともな研究をさせてほしいと訴えたら、相手にされなかったのです」

ここで私は「新型うつ病ではないか」と思いました。

この男性は、話させるといくらでも話すようで、このあとは、延々と上司の悪口を聞かされたのです。抑うつ状態が長引いているのは確かなようなので、薬を処方して診断書を書き、「1週間は休養したらどうですか?」とアドバイスしました。

ところが3日後、彼は同僚たちに一斉メールで信じられないことを書いて送ったというのです。その内容は……。

「私は病院でうつ病と診断されて、いま休職している。この病院の先生が言うには、〝こうなったのは部長のせい〟とのこと。会社は私を必要としている。私が会社に行くためには、無能な部長がいてもらっては困る。みんなで追い出してほしい」

こうしたことが延々と書かれていたといいます。そして、このメールは翌日も、その翌日も送り届けられ、ついに彼の会社の総務課の人から、「先生が彼を焚きつけているのではないか?」と私の元に苦情が入ってきたのです。

その「うつ」、「パーソナリティ障害」かも

この患者さんの例は「うつ病」と言うより、「人格障害」ではないかと思われます。最近は「人格障害」という言い方が敬遠されて「パーソナリティ障害」と言われるようになりました。

「パーソナリティ障害」とは、端的に言うと、パーソナリティに偏りが大きく、社会への適応性に困難が生じているということ。本来、どんな人でも多少の偏りはあるもので、それが社会のルールを犯さない、あるいは他人に迷惑を及ぼさない限り咎《とが》められることはありません。したがって、その行為が一線を越えて初めて精神科医の領域となるわけです。

そして、精神科医はそうした行為がパーソナリティの偏りにあると判断できた場合、社会性に照らし合わせたうえで「パーソナリティ障害」と診断するわけです。

現在、パーソナリティ障害はいくつかのパターンに分けられていて、たとえば「妄想性パーソナリティ障害」「境界性パーソナリティ障害」「演技性パーソナリティ障害」「自己愛性パーソナリティ障害」などがあります。

治療は精神療法（患者の心に働きかけるアプローチ）が中心になり、薬物療法は症状に対する対症療法として補助的に用いられています。すなわち、うつ病と同じような「気分安定薬」（ムードスタビライザー）や「ＳＳＲＩ」や「抗精神病薬」を処置します。

ＤＳＭによる主なパーソナリティ障害の分類は、次の通りです。

①**妄想性パーソナリティ障害**……他人への猜疑心《さいぎしん》・不信感が根拠もなく頻繁に生じてしまう障害

②**統合失調質パーソナリティ障害**……現実認識に問題はないが、他人との関わりを極度に避けたがる障害

③**統合失調型パーソナリティ障害**……現実認識に問題があり、周囲からエキセントリックと思われる言動が見られる障害

④**反社会性パーソナリティ障害**……嘘をついたり、規則に違反したりするなど反社会性が極度に見られる障害

⑤**境界性パーソナリティ障害**……感情コントロールが極度に不安定で、人や物事を白か黒かで判断しがちで、感情を爆発させやすい障害

⑥**演技性パーソナリティ障害**……演技をしているような大げさな言動が目立つ障害
⑦**自己愛性パーソナリティ障害**……自分への特別視が強すぎ、他人への配慮に大きく欠ける障害
⑦**回避性パーソナリティ障害**……極度に人や失敗を避けようとしてしまう障害
⑧**依存性パーソナリティ障害**……何事においても特定の人に頼り切ってしまう障害
⑨**強迫性パーソナリティ障害**……完璧主義が強すぎて、些末《さまつ》なことにこだわりすぎてしまう障害

「新型うつ病」を引き起こす患者さんのベースに、⑦の自己愛性パーソナリティ障害をはじめとしたパーソナリティ障害が潜んでいることがあると十分に考えられます。

ディスチミア親和型うつ病とは

ところで、いくらパーソナリティ障害と言ってはみても、それが個人の性格に起因してその個人の生き方を決めているとしたら、類似例が見られたとしても、それは１００人い

れば100通りの問題が存在することになります。

つまり、その境界を明確に区別できるものではなく、どこまでを「障害」と呼べばいいのかもあいまいです。

この点で、「新型うつ病」も同じようなものです。

ケース⑥で紹介したエンジニアの場合は、上司を無能呼ばわりして自己を正当化し、そのために同僚に一斉メールを送った点で、従来のうつ病とは言いがたいのです。というのは、従来のうつ病では、こんなに執拗に悪口を書いたりするようなことはまずないからです。そんなパワーは従来のうつ病患者は持っていません。

このあとの第4章でうつ病になりやすい性格（病前性格）について説明しますが、一般的にうつ病患者は自己評価が低いのが特徴です。ところが、新型うつ病では、他人の評価が徹底して低く、その半面、「私は本当はこんな会社にいるべきではない」というように、自己評価は圧倒的に高いのです。

こうした自己評価部分からだけ見ると、このエンジニアは⑤の「境界性パーソナリティ障害」と言えるでしょう。また、執念でメールを出すようなことを平気でやれる点は自己愛の強さと見受けられるので、⑦の「自己愛性パーソナリティ障害」の傾向も見られます。

「新型うつ病」のような症例は、この言葉が定着する前は「ディスチミア親和型うつ病」などと呼ばれていました。

九州大学医学部精神科教授の神庭《かんば》重信氏が唱えたもので、ディスチミアというのは「気分変調」のことを指します。従来型のうつ病が「メランコリー親和型うつ病」と言われるのに対して、病前性格から区別してこう呼ぶことにしたものです。

ディスチミア親和型うつ病は、自己愛が強く、規範・秩序に対しては抵抗感を示し、自分が万能だと思い込みがちで、主な訴えは「やる気が出ない」です。そして他人を非難し、大量服薬などの自傷行動に出ることもあります。

さて、このエンジニアは一斉メールを何週間かにわたって送り続け、その間、「つらい、つらい」と言って家で寝込んでいたといいます。しかし、１カ月半ほどして来院したときはすっかり元気になって、朗らかな声で話し出しました。ただ、上司の悪口は言わなかったものの、自分がいかにすごい技術者であるかをとうとうと述べたのです。

従来型うつ病の場合、こんなに早くは回復しません。そう考えると、やはりパーソナリティ障害だったと思われるのですが、その後、ぱったり病院に来なくなってしまいました。

それは「なまけ病」ではないのか

「新型うつ病」患者に対する批判は、「そんなの単になまけているだけではないか」「なまけ病とどこが違うのか」というものが大部分です。

医者としては、本人の話を慎重に聞き、様子を見て、うつ病の症状がはっきり認められるなら、従来型だろうと新型だろうと、「うつ病」と診断します。

もちろん、うつ病とまでは言えない状態であれば、「抑うつ状態」などと診断書を書く場合もあります。うつ症状があるからといって必ずしも「うつ病」と診断するわけではありません。ただし、抗うつ剤を処方する場合は、保険請求上、「うつ病」という診断名が必要になります。

いずれにせよ、いったん「抑うつ状態」「うつ病」という診断名をもらってしまうと、人間というのはそれが定着してしまいがちです。

とくに新型うつ病の患者さんの場合、うつ症状が消えたあとでも、同じ生活を繰り返してしまう傾向があります。

ケース⑦

引きこもりながら「うつ病」ブログを続ける女性

数年前のこと、親に連れられてやってきたその女性はげっそりとやせていて、「自殺したい、夜眠れない、食欲もない」と訴えました。聞くと、バイト先で年下の女子高生から「そんな仕事もできないの？」とバカにされ、言い返すと、「そんなんだから就職もできないでバイトやっているのね」と、さらにバカにされたと言うのです。

それがキッカケでバイトを辞めてからは家に引きこもるようになり、2階の自分の部屋からほとんど下りてこないとのことでした。

「就職に失敗したのは私のせいではない。30社も受けたのに圧迫面接ばかりで、あんなにいじめられては普通の人間ならみなおかしくなってしまう。

それでも親に言われて、がんばってバイトに行ったけど、もうダメ。死んだほうがマシ」と訴えるのでした。

初診時に「うつ症状」が認められたため、以来、慎重に診察を続けてきたのですが、いまや「うつ病」とは呼べない状況になっていました。家族の話を聞く限り、うつ症状はもうなく、単に引きこもるだけになってしまったのです。

父親も困り果てて、「いい加減に仕事をしてみたらどうだ」と何度か説得したといいますが、そのたびにキレて、「私を追い出すのか。なら、自殺してやる」と叫ぶのだそうです。

あるとき、父親もキレて、「じゃあホントに死んでみろ！」と言ったそうですが、その後、2階の自室に引きこもったまま出てこなくなったといいます。自室では一日中ネットをやっていて、匿名ブログでうつ病を公開しているといいます。

この女性の場合は、人格が未成熟で、就活の失敗という一時的な出来事をきっかけに、以後は親に完全に頼るようになってしまったと思われます。

ところで、ネットにあふれている「うつ病となまけ病とどこが違うのか？」に関する投稿には、もっと極端な例が出ています。たとえば、ある投稿者は知り合いの女性を次のように言っています。

《「死にたい」「人が信じられない」が口癖で、最近、彼氏にふられてリスカ（注：リストカット）した知り合いがいます。次の日に退院したけど、いまもいい年（もうすぐ30歳）してニートで、遠方の親に仕送りしてもらって引きこもっています。うちではダラダラ寝て、テレビ見て過ごしているようです。「食べられない」と言いつつ、食事はコンビニ食を結構食べていて、昼間からお酒も飲んでいます。

完全な引きこもりではなく、天気のいい日は買い物に出かけているし、コンサートやオフ会やら飲み会やら、好きなことはやっています。男にはだらしがなく、面倒くさいことは後回し。約束も気分がのらないとドタキャンです。人の悪口だけはすごく、自分が言われるとすぐ「死ぬ」と言って人を脅かします。

これでも、クリニックで診断してもらうと「うつ病」だから信じられません》

（ネットの投稿欄から著者が選んで要約）

実際の「うつ病」は程度にもよりますが、深刻な精神疾患であり、ひどいと本当に自殺してしまうこともあります。ですから、この投稿のような患者さんがいることは、医者としては責任を感じます。

ただ、あえて弁解をさせてもらうなら、症状が目に見えないだけに、本当に「うつ病」なのか、それとも単に「うつ気味なだけのなまけ者」なのか、判断が難しいと思うときもあります。

それらは最終的には医者個々人の判断・見識にかかっています。

一つだけポイントを述べれば、「なまける」というのは、自分の意思でするものです。面倒くさいなどの気持ちからついついなまけてしまうのは、他人に迷惑をかけない限り責められることではありません。したがって、自分の責任でなまけている限りにおいて、本人に苦痛感はありません。

しかし、精神疾患としての「うつ病」は、自分の意思によってなるものではありません。実際は、働きたい、活動したい、人と会って話したいなどの意思があるにもかかわらず、精神的、身体的な症状が出て、体が言うことを聞いてくれないのです。つまり、本人には苦痛感があるわけです。

ただし、これを外から見て正確に判断するのは、精神科医であっても難しい面もあるのが正直なところです。

「私、軽いうつなんです」

「うつ病」という言葉を聞いて、どんなイメージを持ちますか？ ひと昔前は「精神病」や「精神病院」という言葉は、かなり強烈なネガティブイメージを持たれていました。

それがいまでは、多くの人間が気軽に「うつ」を口にします。「私、軽いうつなんです」と言う女性は多いし、それを言われても誰も驚いたりしなくなりました。

ケース⑧ 腹痛ではなく「うつ病」で会社を休みたいＯＬ

「朝起きて会社に行こうとするとお腹が痛くなり、気分も落ち込んで家を出られません。これって、うつ病の症状だと思います」

と診察にやって来たＯＬがいました。26歳で、貿易会社に勤めているといいます。あまりによくある訴えなので、会社でなにかあったのかと聞きますと、「よく伝票のミスをして上司に叱られています」とのこと。

しかし、それ以上の話はなく、ともかく腹痛でよく休んでいるということだけはわかりました。そこで、「なぜ、内科のお医者さんに行かないんですか？」と言うと、「行っても胃腸薬をくれるだけですから、今回はこちらのほうがいいと思って来ました」と言うのです。

いろいろ話をしていくなかで、結局、彼女が欲しいのは「うつ病」と診断されることだとピンときました。それとなく告げると、あっさりと「そうです。これまでお腹が痛いと言って何度か休んだので、もう違う病名にしたかったんです。それで、友人がうつ病ならすぐ診断してくれるし、休みをちゃんととれるというので来たんです。私の症状からいっても、よく落ち込むし、上司に叱られたときは本当に眠れないし、うつ病だと思いますけど、ダメなんですか？」と言うのです。

もちろん、こんなことではうつ病の診断ができるわけはありません。ていねいに説明をして、一時的な気分の落ち込みを改善する薬を出すことを提案したのですが、それでは納得がいかなかったようで、彼女は不満げな顔をして、診察室をあとにしました。

この例は、まさに「うつ病」がありふれた病気になった典型例です。リストラなどのストレスでうつ病を発症して、つらくて苦しんでいる人がいる一方で、一部の若い女性の間では、「うつ」がファッショナブルであるかのような風潮すらあるようです。「なんか調子が悪いから、いい病名がほしい」というおねだりOLが増えているという話も聞きます。

勝手に病名をつけたがる人たち

最近はネットが発達したため、「なんでも検索」が進んでいます。ちょっとした不安、ちょっとした症状などは、みなネットで検索して調べ、そのうえで病院にやって来るのが、若い患者さんの定番行動になっています。

この検索のすごいところは、ほとんどの人間がなにがしかの病名に当てはまってしまうことです。

たとえば「パニック障害」は、突然起こる激しい動悸や発汗、頻脈、ふるえ、息苦しさ、胸部の不快感、めまいといった身体的な異常が発生し、それとともに、このままでは死んでしまうというような強い不安感に襲われる病気です。

近年の研究により、「脳機能障害」として扱われるようになってきましたが、１９８０年に米国精神医学会の診断分類のなかで一つの病名として認められ、１９９２年には世界保健機関（ＷＨＯ）の国際疾病分類（ＩＣＤ―10）によって独立した病名として登録されています。

次がその診断のチェック項目で、四つ以上当てはまると「パニック障害」の疑いがあるとされます。実際にやってみると、普通の人でもいくつか当てはまる項目が出てくるはずです。

□心臓がドキドキしたり、脈拍が増加する
□手の平や全身に汗をかく
□体や手足がふるえる
□息切れ感や息苦しさを感じる
□窒息感、または喉が詰まった感じがする
□胸の痛みや圧迫感、不快感がある
□吐き気や腹部の不快感がある

□めまい、ふらつき、または気が遠くなるような感じがする
□現実感が失われ、自分が自分ではない感覚が起こる
□自分をコントロールできなくなる恐怖や、気が狂ってしまいそうな恐怖に襲われる
□このままでは死んでしまうという恐怖を感じる
□体の一部にしびれ感やうずきを感じる
□冷たい感じやほてった感覚がある

こうしたチェック項目をネットでやり、当てはまると「自分は○○だ」と自己診断してから来る人が増えています。そうすると安心するのでしょう。それまで、なにか自分は人と違うと思っていたところに、立派な病名というレッテルがついたので、まるで社会的に認知されたと思い込むのかもしれません。

しかし、これは思い込みではなく「思い違い」のことも少なくありません。パニック障害の場合は立派な病気なのですが、なぜか「よくパニクるだけで自分はパニック障害」と思い込む人がいて、診察にやって来て、いきなり「パニック障害だと思うのですが」と切り出すのです。

同じように、自分で病名をつけてくるものに「片づけられない症候群」「アスペルガー症候群」「適応障害」「ＡＤＨＤ（注意欠陥・多動性障害）」などがあります。

ケース⑨ ＡＤＨＤになりたがった大学生

「ボクは以前から自分の性格がイヤで、なんとか直そうとしてきたのですができないのです」とやって来た大学３年生がいました。「このままでは就職できないので不安です。ＡＤＨＤだと思うんです」と言い出しました。

ＡＤＨＤ（注意欠陥・多動性障害）というのは、幼児期から発症し、注意不足、多動、衝動性などのために、学習や行動に問題が生じやすくなってしまうという病気です。

聞いてみると、「モノが片づけられない。なんか注意力散漫で、無理ばかりする。これではいけないと努力してきたのですが、うまくいきませんでした。それで自信が持てず、周囲に溶け込めなくて、友達もいません。周りからも仲間として認められていないようなんです」とのこと。

しかし、こういう傾向が見られるからといって、必ずしもADHDとは言えません。ADHDは、生物学的、環境的、心理的な要因などが複合的に組み合わさって発症するとされますが、生物学的要因の寄与が大きいと考えられています。つまり、脳機能のなんらかの異変、障害が原因とされています。

そのため、治療は薬物療法が重要な決め手となります。周囲に溶け込めない、友達がいない程度の話では、薬物治療が必要とは思えません。

それに、ADHDの特徴とされる自分を取り巻く環境に反感を覚えているような様子もなく、パーソナリティ障害があるようにも思えません。

そこで、よくよく聞いてみると、「ネットでチェックテストをやったら、ADHDに当てはまったので来ました。もしそうなら、病名がかっこいいから、親にも報告できますし」と言うのです。

診断書は打ち出の小槌？

交通事故重傷者のおよそ3割が、約1カ月後にうつ病やPTSD（心的外傷後ストレス障害）などの精神疾患を発症するというデータがあります。

交通事故に限らず、人間は大きな災害に遭って身体的な傷を負うと、そのときの恐怖感、喪失感などが抜け切らず、心にも傷が残るのです。そういった場合は、事故後に精神科や心療内科に相談に来る人は多いのです。

ケース⑩ 交通事故後のＰＴＳＤを主張する自営業者

交通事故後、「オレはＰＴＳＤだ」と自ら言ってきた自営業の男性（40歳）がいました。彼は運転中に後ろからぶつけられ、頭部と頸部を強く打って鞭打ちになりました。それがほとんど治った時点で、私が当時勤務していたクリニックを訪れて「診断書を書いてほしい」と頼んできたのです。

それは、頼むというより、ほとんど要求でした。というのは、それを保険会社に提出して保険金をもらう必要があったからです。

しかし、ＰＴＳＤと認定するためには、ただ単に恐怖感が残って落ち着かない程度ではダメです。そうした恐怖感のために日常生活の一部分に誰かの協力が必要となる状態であることが必要です。

「こころの傷」といっても、「怖い」という感情の程度だけで認定されるわけではなく、「怖い」という感情により日常生活に支障をきたしていなければ、ＰＴＳＤとは言えないのです。

たとえば、夜中に突然起こるフラッシュバックによって眠れない、車のエンジン音を聞くと硬直して身動きができなくなるなどの具体的な症例が見られるかどうかです。

そのことを説明すると、この男性は「その通り。夜は眠れないし、車を見ただけで動悸が激しくなり、発作が起こる」と主張してきます。

患者さんが主張する以上、ＰＴＳＤの症状と事故との関連性を認めざるを得ません。そうでないと証明することはできないからです。

そこで、私は保険用の診断書を書きました。これは毎月必要なので、その後半年にわたって書きました。

しかし、半年後「もうすっかり回復されていると判断できるので、診断書は書けません」と言うと、この男性は激怒。保険会社に電話して、私の診断方法がおかしいなどとクレーマーに変身し、さらに続けて、私に診断書を書くことを要求してきたのです。もちろん断りましたが、しばらくは執拗な攻撃にさらされることになりました。

このあとの第6章で詳述しますが、医師の診断書が患者に経済的な利益をもたらす例は、本当に多くあります。

交通事故の場合は、後遺障害診断書を保険会社に提出して、障害の等級の認定を受けることにより、後遺障害慰謝料と逸失利益（損害賠償、給料などの経済的損失の補塡《ほてん》）を受け取れます。

また、うつ病など精神疾患の診断書で、休職中の「傷病手当金」が支給されたり、障害者認定を受けることで「障害年金」が支給されます。さらに生活保護を申請する場合も、診断書が決め手になるケースもあります。

また、消費者金融からの借金の猶予、奨学金返済の猶予などにも診断書が有効なケースがあります。

このようなことがあるために、けっして病気とは言えない状態であるにもかかわらず、「うつ病」などの診断名を望む人も出てくるわけです。

第3章　私も引きこもり&ニートだった

——39歳で医者になった遠回り人生

日本一〝遠回り〟して医者になった私

「引きこもり」「ニート」にうつ病患者が多いのはよく知られています。じつは、こう書く私自身も一時期は「引きこもり」「ニート」のような生活をし、恥ずかしながら39歳で医者になるまで、時に親のすねをかじり、時にさまざまなアルバイトで食いつなぎながら生きてきました。

39歳で医者になったというのは自慢できる話ではありませんが、おそらく精神科医としては、私以外にはほとんどいないのではないかと思います。

２０１２年４月にフジテレビ系列で『37歳で医者になった僕〜研修医純情物語〜』（草彅剛主演）という実話小説を基にしたドラマが放映されましたが、その主人公は37歳で内科医になっています。非常に珍しい例と言えますが、私より２歳若いようです。

また、原作者の川渕圭一さんは東京大学工学部を卒業して大学院を中退後、会社勤務を経て30歳で医師を目指したといいます。そうして、37歳で京都大学医学部を卒業していますから、私よりはるかに優秀であり、また、社会人経験がある点も、私とは違います。

さらに、川渕圭一さんには医者になるという明確な意志と目的があった点で、私とは違うのです。

いま思うと恥ずかしい話ですが、医学生時代のある時点までは、私には医者になろうという明確な意志がありませんでした。私にとって医者になることは、意志というより、そうすべきことの一つにすぎなかったからです。

だから、医者の世界を目の当たりにして、その旧態依然とした体質や大学病院の現実に対して、川渕さんのような批判精神もなく、そのなかで、いかにしていい医療をしていくかという心意気は、当初はありませんでした。

『研修医純情物語』に描かれている主人公は、まさに私に言わせてもらえれば理想的な医者です。なにより、「患者が本当に求めている医療サービスを提供したい」という信念を持っています。

川渕さんは、京大医学部に入る前まではパチプロもしていたといいますから、私とは社会への関わり方がまったく違います。

さて、前置きが長くなりましたが、医者をやっているといつも聞かれるのは、「なぜ医者になろうと思ったのですか？」ということです。

高校生だった私が医学部に入ることを選んだのは、正直に打ち明けると、父親が医者だったから、医者の家に生まれたからというのが、いちばん大きな理由でした。日本の医者の場合、その3分の1が医者の家に生まれているといいます。つまり、医者の子は医者になるのが当たり前なのです。

じつは私は、そのように親から半ば決められた道を進むのがイヤで、ずるずると引き延ばし、とうとう30代の後半になるまで逃げていたとも言えるのです。

3浪してやっと医学部に滑り込んだものの

私の実家は北九州の門司で、父は開業医、母の実家も代々続く医者の家で、母も一時看護師をしていたこともあるという医者の家系に生まれました。

ですから、子供のころから大人になったら医者になるものだと言われて育ったのですが、あるとき、医者になるには猛烈に勉強しないといけないとわかってから、それがプレッシャーになりました。

なにしろ小学校のときは漫画を読んで遊んでばかりいましたし、5、6年生のときは相撲部に入ってわんぱく相撲を取っていたのです。「巨人・大鵬・卵焼き」の時代で、野球放送や相撲中継ばかり見ていました。

中学時代はごく普通の成績でしたが、高校ではあまりよくなくて、ついに医学部受験の日がくるまで、必死に勉強したこともありませんでした。

そんな私でしたから、医学部にはスムーズには入れませんでした。

九州では九州大学医学部が最難関で、九州で医者を目指すなら、まずここから偏差値の高い順に受験していきます。私は最初の受験で全部落ち、その後2年間、医学部受験のための予備校に通いました。この間、だんだん人と話したりするのがイヤになり、友達とも会いたくなくなって、いま風に言えば「暗くなった」のは事実です。昔は「暗い」という言葉が、性格を表すなんてことはなかったし、「ネクラ」という言葉もありませんでした。

ともかく、そうして3年目にやっと愛知県にある藤田保健衛生大学（当時は名古屋保健衛生大学）医学部に合格しました。これでほっとしたのか、私は医学部生として完全に逸脱した怠惰な暮らしを始めるようになります。

よく、「学生時代はなにをなさっていたのですか？」「なにか特別にやられたことはありますか？」など、カウンセリングに行くと必ず最初に聞かれる質問があります。後年、精神科医になってからは、私も患者さんにこういう質問をするのですが、じつは私自身がこの質問にまともに答えられません。

というのは、「うーん、そう言われても、とくに人に言えるようなことはなにもやっていなかった」と言うしかないからです。「コミュニケーション下手で、周囲にあまり溶け込めず、授業もおもしろくなくて、それで下宿にいて本を読んだりテレビばかり見ていました」では、誰が聞いてもおもしろいはずがありません。

もちろん、親からの仕送りでの生活ですが、バイトもして、そのお金で当時熱中していた競馬をやったり、小さいときからファンだったプロ野球観戦にも行ったりしました。たまにお酒も飲みました。

ただそれだけで10年間がダラダラとたってしまったのです。もちろん、女性とつきあったこともありませんでした。

だから、そんな話になって私がいちばん苦手なのは、「では、その間のいちばんの思い出、心に残っていることはなんですか？」という質問です。

これに正直に答えると、１９８８年のプロ野球史に残る伝説の試合「ロッテ対近鉄」戦だからです。

プロ野球伝説の試合を見て、なぜか中退を決意

医学部というのは６年課程で、最終年度に医師国家試験を受けて卒業し、医者になるのが普通です。しかし、私の場合、最終学年になる前まで10年間も怠惰な生活を続けていたのです。

そして、プロ野球の大ファンだった私は、「これは絶対に見なければいけない。学校に行くより大事だ」と、１９８８年10月19日、当時の川崎球場に医学部の友人を無理やり誘って出かけたのです。

この日はペナントレース最終日で、ロッテ対近鉄のダブルヘッダー。もし近鉄がロッテに2試合とも勝てば、全日程を終えていた１位の西武の勝率を上回り、逆転優勝が決まります。逆に言えば、近鉄が優勝するには連勝しかないという、日本中が注目する試合でした。

私は午前中の授業を終えると、友人と２人で名古屋から新幹線と在来線を乗り継いで川崎に向かいました。行ってみると、球場の周りには当日券を求める人の長蛇の列ができて

おり、外野スタンド奥のマンション屋上や階段にも人だかりができているありさまでした。

あとはご存じの方も多いと思いますが、第一試合は、近鉄の逆転勝ちで、優勝は第2試合の結果しだいとなり、4対4で9回裏、問題のロッテの攻撃シーンを迎えます。

このとき、近鉄の阿波野秀幸投手の二塁牽制球があわや悪送球。高く浮いたボールをジャンプして捕球したセカンドの大石第二朗（現・大石大二郎）選手とランナーの古川慎一選手が交錯し、そのまま古川選手がベースを離れてタッチアウトとなってしまいます。当然、これを見たロッテ有藤道世（現・有藤通世）監督の猛抗議が始まります。

この時点で、試合は3時間30分を超えていました。当時は「4時間制限」があったので、この抗議が長引けば長引くほど次の回に行けず、引き分けに終わって、近鉄の優勝の目はなくなります。私は、その様子を固唾《かたず》を飲んで見守りました。

試合が再開されたのは9分後。結局、これが響き、試合は10回に進んだものの近鉄は得点を挙げることができず、10回裏のロッテの攻撃を終了した時点で引き分けとなり、近鉄は優勝できなかったのです。

試合後、私たちは、当時あった東海道線下りの大垣行きという夜行列車に乗って名古屋に帰りました。

「なにがしたい？」に答えられなかったニート時代

これが、私の医学部時代いちばんの思い出と言ったら、誰もが冗談だと思うでしょうが、本当のことです。そして、この試合後、ものすごい脱力感に襲われ、私はまったく学校に行く気にならなくなりました。

近鉄の選手たちがあと少しで手に届く優勝旗を目指してがむしゃらに戦い、ロッテの選手たちは目の前での胴上げを阻止すべく必死に応戦する。プロ野球史上でも稀に見る熱戦。大勢の観客も選手たちと一緒になって戦っている。いまにして思えば、その巨《おお》きな熱量に当てられて、これといった強い思いもなく医学部にだらだらと通い続けている自分に耐え切れなくなったのかもしれません。結局、この後、大学を中退することになったのです。

すでに33歳になっていましたから、父親は激怒し、実家からは勘当状態になりました。

ですから、このあとは引きこもりというより「ニート」です。ニートというのは、正確には「Not in Education, Employment or Training」ですから、「教育を受けておらず、雇用されておらず、職業訓練も受けていない者」となりますが、日本では単に「働いていない人」を指すようです。たいていは、親の庇護のもとで引きこもったり、ぶらぶらと生活したりしているといった感じで、学生は除外されます。

しかし、私はこのあと働きました。もちろん、医学部中退者にまともな就職口はなく、またばりばり働く気力もわかないので、「引きこもり、ときどきフリーター」という生活です。

この間、建設作業員、交通整理員、コンビニ店員、カラオケボックス店員、宅配便配送員など、見つけたバイトはなんでもやりました。いまどきの医者で、これだけさまざまなバイトをした人はいないというくらい、いろいろな経験をしました。もちろん、友人などいませんから、心理状態としては「引きこもり」です。

引きこもりやニートの若者に対して、「いったいなにがしたいんだ？」と問い詰める大人たちがいますが、これに正面から答えられる引きこもりやニートの若者はいません。当時の私もまったく同じでした。

はたして、いまの時代、大学を卒業するまでに自分がなにをしたいのかが明確に決まっている若者がどれくらいいるでしょうか？　引きこもり、ニートになる例で多いのは、就職先を決めない、あるいは就職できないまま大学を卒業し、親元で暮らし続けるか、親からの仕送りで学生時代と同じアパートに居続けるといったケースです。

彼らはたいてい昼まで寝ており、目覚めるとカップ麺やレトルト食品だけの食事をし、その後はテレビで野球、サッカー、アニメを延々と見て過ごすのです。終日ゲームをやっている者もいます。そうして夜はコンビニ食なので、行動範囲は近所のコンビニぐらい。まさに「半径10メートル生活」です。私の暮らしも、バイトがない日はほぼこの通りでした。

引きこもりやニートの最大の問題点は、そうした生活が長引けば長引くほど、本人の働く意思が衰退していき、最終的には「働かないでどうにか暮らせていけないものだろうか？」と考えるようになることです。当時の私も、じつはそう考えていました。

この場合、経済的条件が許す限り、引きこもり、ニート生活が続くことになります。

人はなぜ引きこもり、ニートを続けるのか

「引きこもり」とひと言で言ってしまうと、最近では「ヒッキー」という言葉が出てきたくらいなので、昔ほど深刻な社会問題として捉えられていないのかもしれません。

しかし、働かない、人と接点を持たないという生き方は、社会に大きな負担をもたらします。もし、彼らが経済的に困窮した場合、社会保障によって彼らを支える必要が出てくるからです。はたして、いまの私たちの社会にそれほどの余裕と寛容さがあるのでしょうか？

最近は「引きこもり」をライフスタイルから捉える考え方もあるようです。人づきあいができて、出かけるのも好きなのに、突然引きこもりを始めたというようなケースもあるからです。

そこで、次の三つのケースに分けて、この問題を考える必要があります。

まず「病的な引きこもり」。続いて「社会的な引きこもり」。最後が「ライフスタイルとしての引きこもり」です。

最後のライフスタイル型はそれほど問題ではありません。自分の意思でそうしているからです。

問題は、病的、社会的な引きこもりで、この二つは重なっている場合があるので問題解決が難しくなります。つまり、引きこもりというと「こころ」の問題として私たちのような精神科医が引き受けることがあります。病的なものならそれだけで解決することもありますが、社会的な背景がある場合は、医学的なアプローチだけでは解決しないからです。

私も、たしかにこころを病んでいたと思います。

しかし、私の引きこもりは、どちらかと言えば社会的引きこもりです。親や社会への甘えがあったわけで、その甘えを許す親からの経済的な援助がなければ成り立っていなかったわけです。

こういった点をあえて見ないで、こころの問題からだけアプローチすることは、「新型うつ病」と同じ問題を社会にもたらします。引きこもりもニートも、「単になまけているだけだろう」とする人間から見れば、「新型うつ病」も同じに見えるからです。

私の場合もそうですが、引きこもりやニートから脱出した人間に聞くと、その理由の第一は、それができなくなった経済的、社会的なきっかけがあることです。たとえば、親が援助できなくなった、といったことが典型です。

次は、なんとなく理由もなくある日突然やめたということです。つまり、「もう飽きた。こんなことをしていても始まらない」と、思う日がくるのです。

こんな生活「もうやめよう」と思った瞬間

私の場合、大学中退から約5年間、いろいろなバイトで食いつないだこともあり、引きこもり、ニート生活を続けていました。そして、1993年の暮れに「やはり大学に戻って医者になろう」と、突然、思い直したのです。

きっかけは、恥ずかしながら医学とはまったくかけ離れた競馬での出来事でした。この年の暮れの競馬の有馬記念を制したのはトウカイテイオー。トウカイテイオーはここを勝って引退したのですが、なんと有馬記念は364日ぶりの出走で、どんな強い馬でもこれだけの長期間の休養明けはレースにならないものです。

ところが、トウカイテイオーはこの不利を克服して勝ってしまったのです。このゴールの瞬間を見ていて突然、「ニート生活はもうやめよう」と思ったのです。

競馬ファンなら感動するはずなのに、長くニートをやってきたせいで競馬そのものに対しての感動が薄れてしまったとしか言いようがありません。こんなすごいことが起こったのに、素直に感動できない自分に気がついて、なにか自分が間違っているという感覚になり、「もういい。できるなら医学部に戻ろう」と思ったのです。

じつは、この有馬記念の少し前、以前のバイト仲間が忘年会をするので来ないか、という誘いがあり、久しぶりに大勢の集まる席に出かけていきました。

最初はワイワイガヤガヤと和やかな雰囲気で始まりました。ところが、バイト先の年配の経営者が、突然、私に向かって、「吉竹君は医学生だったのだろう。いつまでもこんな生活していないで、もう一度、医学に真剣に取り組んでみたらどうだ？」と発言してから、一気に空気が変わったのです。

同年代のA君が「10年以上やってダメだったんだから、もう無理でしょう」と言うと、B君は「いやいや、心を入れ替えて、真剣にやり直せば大丈夫」と反論。「吉竹君には努力する才能がないんじゃないの？」「それは決めつけだよ」などと、いつの間にか私の品評会の様相になっていったのです。

そんな議論が盛り上がっているさなか、出席者のなかで一番若かった20代のC君が、「でも、吉竹さんはいいですよね。本人が努力さえすれば、医者だってなんだってなれる環境にあるんですから」と話に入ってきたのです。

C君は実家が倒産したため大学を中退、以来ずっとバイトをしていました。もともとの持病なのか、それとも家業の倒産によるストレスなのか、彼が心身症系の症状にずっと悩まされていることも知っていました。それもあって、なかなか就職ができずに、バイトで生計を立てていたのです。

「世の中には、体のこととか、家のこととか、自分ががんばるだけではどうにもならないことって、いっぱいあるんですよね。なのに、自分の努力でなんとかなることを放棄するなんて、ボクには信じられないです」

トウカイテイオーの激走後の姿を見ながら、突然、彼の言葉が浮かんできたのも事実です。そして、自分は何のために医学部に通っていたのだろう、いつまでこんな遠回りの人生を続けていくつもりなのだろうと自問する自分がいました。彼のような人たちを救うことが自分の役割じゃないのか。引きこもりやニートを経験した自分だからこそ、救える人たちがいるんじゃないのか――。

大学に復学して、精神科医になろうと決意した瞬間でした。

その後のことは、今日まであっという間に過ぎたとしか言いようがありません。翌々年の1995年は、あの阪神淡路大震災の年で、家も家族も失って街をさまよう人たちの姿を見たとき、自分の人生がいかに回り道をしたのか、あらためて気づかされました。

この世の中には、助けを求めている人たちがいる。精神的にどん底に落ちて、苦しみもがいている人たちがいる。自分はそのために医者の家に生まれてきたのだと、はっきりとわかったのです。

それで医学部に復帰し、残りの1年を猛然と勉強して国家試験に通って医者になりました。精神科医を選んだのは、こうした経緯も影響したからです。

それでも、引きこもり、ニートだった習慣が抜けないためなのか、私は医者になっても流浪の生活を送りました。いままでに合計、1都12県で医者として勤務してきました。

それによるメリットもありました。都会には都会の、地方には地方の、それぞれ違ったストレスやこころの悩みがあります。そんなさまざまな患者さんを診てこられたのは、精神科医として貴重な経験だと思っています。

さて、精神科医は「こころのケア」をするのが仕事です。

しかし、こころを病んでいるという人々を「こころ」の問題だけで救うことは最も難しいことです。まして、人間は「こころ」だけの問題を抱えて生きているわけではありません。生きているということのすべてが「こころ」に関わっているからです。

そう考えると、ニートやフリーターをしてきた私の遠回り体験も、「こころのケア」をする精神科の治療に、なんらかの形で貢献できるのではと思うのです。

「新型うつ病」が登場して以来、医学の範囲でこの問題を捉えようとしてきました。しかし、それだけでは患者は救われない。そこに私の役割があると思っているのです。

第4章 「新型うつ」もやっぱり「うつ病」？
——「新型うつ」になりやすい人

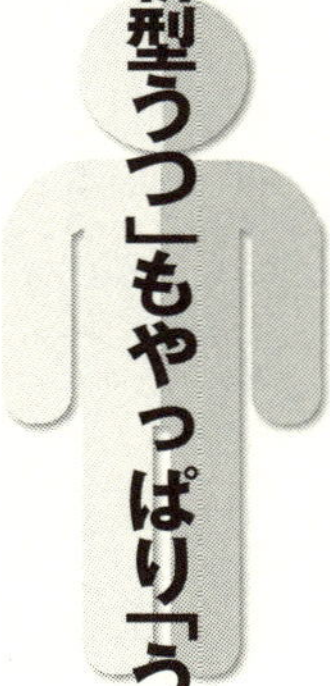

こんな病気があってはならない？

ニートだった時代に培ったのか生来のものかはわかりませんが、前述したように、私は医者になっても〝流浪の生活〟を送りました。いままでに合計、1都12県で医者として勤務し、患者さんを診続けてきました。

そうしてみていま思うのは、精神科というと、昔は誤解に満ちあふれた科目で、精神病患者というのは、世間から偏見の目で見られていました。

うつ病患者は几帳面でまじめな人が多く、深い自責の念を持っていることなど世間は知りませんでした。患者さんは、病院の外来に来るだけでも世間の目を気にして、忍ぶようにやって来ていました。

そこで、医者が粘り強く話を聞き、原因を探っていくと、たいていは「自分が悪いんです」と言い出したものです。

しかし、あるときから、他者に責任転嫁する患者さんが増えてきたのです。これが「責任転嫁型うつ病」＝「新型うつ病」の出現です。

新型うつ病は、うつ病でないと考える精神科医もいます。こんな自己主張ばかりして、他者に責任をなすりつけるような人が、従来のうつ病と同じであってはならない。そう考えたくなる気持ちもわからなくはありません。

しかし、「新型うつ病なんてうつではない」と言い切れないところが、この病気の難しさでもあります。彼らは彼らで、それがたとえ仕事などの限定された場面であっても、気分の浮き沈みに苦しみ、疲弊しているのは事実。世間からはただの「甘ったれ」「自己チュー」などという目で見られがちですが、実際に彼らはうつ病に当てはまる症状を呈しているのです。

そこで、「新型うつ病」を考えるために、それがどのように生まれ、社会問題化してきたのかを俯瞰《ふかん》しておきましょう。

それは単に「わがまま」ではないのか

日本で、いわゆる「新型うつ病」が増えていると言われ始めたのは、最近のことです。実際には90年代ごろから現れ出したとも言われますが、マスコミが取り上げるようになったのは、ここ数年のこと。マスコミが取り上げたために、世間でも知られるようになり、社会問題化してきたとも言えます。

一般に知られるきっかけをつくったのは、精神科医の香山リカさんだったと思われます。香山さんは、著書『仕事中だけ《うつ病》になる人たち――30代うつ、甘えと自己愛の心理分析』（2007年）、『うつ病が日本を滅ぼす!?』（2008年）などのなかで、新型うつ病患者の実例を挙げ、次のような内容のことを書きました。

《「本当にこれがうつ病?」と自分で書いたはずの診断書を改めて見返してしまう》

香山さんにとっても、新型うつ病患者はうつ病とは思えなかったわけです。

しかし、これ以来、朝日新聞やNHKなどでも、「精神科クリニックが患者でパンク状態」という報道をし始め、その原因として「新型うつ病」患者が急増したためと指摘するようになったのです。

2008年5月17日付けの朝日新聞記事は、《「新型」は20~30代に目立ち、都内のあるクリニックでは患者の4割前後を占めるという》と書いています。

また、香山リカさんの著書には、こんな記述があります。

《これまでのうつ病では、その多くが「私がだらしないからこうなってしまった」「周囲に申し訳ない」と自分を責め、周囲に対して罪悪感を強く抱く。(中略)ところが最近は、最初から「会社が理解してくれないから、そのストレスでこうなった」「こうなったのは家族のせいだ」と自らのうつ症状の原因を特定し、その人たちへの不満を表明する人も少なくない。そして、休職などに伴い周囲に負担をかけることに対する罪悪感も、あまり感じていない》

これは、私がこれまで診てきた「責任転嫁型」うつ病患者と同じです。

香山さんが指摘するまでもなく、多くの精神科医は当初、「新型うつ病」をうつ病とは考えませんでした。

「仕事のときだけうつになる」「他人のせいでうつになる」なんて話は、一見、単なるなまけ者、あるいはわがままにしか思えなかったからです。

従来のうつ病なら、なにをしても気分が落ち込む。これに対して、新型うつ病は好きなことをしているときは落ち込まない。ところが、イヤなこと(たいていは仕事)をすると激しい抑うつ症状が表れるのです。しかも、その原因は、自分ではなく他人にあると訴えます。また、抑うつ症状は間断的で、急に気分が落ち込んだと思うと、すぐに気分が晴れるような急激なアップダウンが繰り返されるというのです。

そこで、彼らのなかには、単にうつ病を装っている者がいる、言い訳のためにうつ病になっている、いわゆる「仮病」「詐病《さびょう》」ではないか、と疑う声も上がったわけです。

たとえば、私が診た患者さんのなかに、こんな人がいました。

ケース⑪ テニスでいい汗をかける「うつ病」営業マン

その28歳・独身の営業マンは、ちょっと質問しただけで、自ら「私はうつ病だと思うんです」と言い出しました。

そして「営業成績が落ち込み、上司にそれを叱責されたことがきっかけで会社を休むようになった」「休んだら気分が落ち込む一方で、本当に会社に行けなくなった」「吐き気と頭痛がする」などと続けたのです。

いかにもまじめそうで、顔色も悪いので抑うつ状態を改善する必要があると思い、抗うつ剤を出すとともに、診断書に「休養が必要と思われる」と書きました。

帰り際、私は「体は健康なのですから、休養中も無理のない範囲で、なるべく外に出るようにしたほうがいいですよ」と言うと、彼は「わかりました」と素直にうなずいて出ていきました。

ところが、それから2、3日して、彼の上司から電話がありました。その内容は、「お宅の病院の診断書と一緒に一時休職願いが出ている。彼はそんなに症状が重いんですか？」というもので、私は驚いたのです。

「いや、そこまでは……。ただ、本人が訴える症状から見て、しばらく休養をとったほうがいいと判断しました」と答えました。

結局、この男性は1カ月間会社を休み、私のところに再診にやって来ました。

そして、驚くべきことに、こう言ったのです。

「今日はいい汗を流してきました。先生になるべく外に出るようにと言われたので、いま、テニススクールに通っています」

それからまた2、3日して彼の上司から電話が入りました。その内容はこうです。

「診断書が出ているので仕方がないが、彼は基本的に嘘つきで、会社としても処置に困っている。新しい診断書は書かないでほしい」

医者の第一の仕事は、患者さんの訴えを聞くことです。これは私のような精神科医に限らず、何科の医者でも同じことでしょう。

また、医者は基本的に、患者さんの言うことを信用しなければなりません。つまり、性善説に立たなければ、治療は成り立たないのです。

この患者は嘘をついていると思っても、それを指摘するのは医者の仕事ではありません。明らかに嘘を言っていると思われるケースでも、この患者はなぜこんな嘘を言うのかと、こころの奥に隠された本音に耳を傾けることが、精神科医の仕事であると私は思っています。

「新型うつ病」の定義って?

現在、うつなどの症状が続くうつ病の患者数（躁うつ病を含む）は、厚労省の統計でも100万人前後に上ります。ただし、これはあくまで入院・通院患者の統計で、実際にはさらに多くの潜在的な患者がいるものと推測されます。

もちろん、このうちどれくらいが「新型うつ病」であるかはわかりません。また、「新型うつ病」などといっても、それは医学的に正式な病名ではありません。

いわゆる「メランコリー親和型うつ病」とは違うタイプなので、とりあえずうつ病のカテゴリーに入れることにし、それをマスコミなどが便宜的に「新型うつ病」と呼んでいるにすぎません。

こうしてしまうと、従来のうつ病とは違うタイプのうつ病は、確かに存在することになります。

しかし、繰り返しますが、いまのところ「新型うつ病」という病名の「新種のうつ病」が存在するわけではありません。

現在、臨床の場では、とりあえず「非定型うつ病」という言葉も使われています。これは、従来の抗うつ剤が効きにくいタイプのうつ病といったほどの意味で、明確な症状、症例が示されているわけではありません。

そもそもうつ病などの精神疾患は、「ここまでが健康」「ここからが病気」と完全に線引きすることは不可能なものです。便宜的に線引きをするのですが、その枠のなかからはみ出すものも数多く存在します。

そこで、「新型うつ病」であっても、診断基準が定義されている従来のうつ病に症状が

【図表3】気分障害患者数の推移

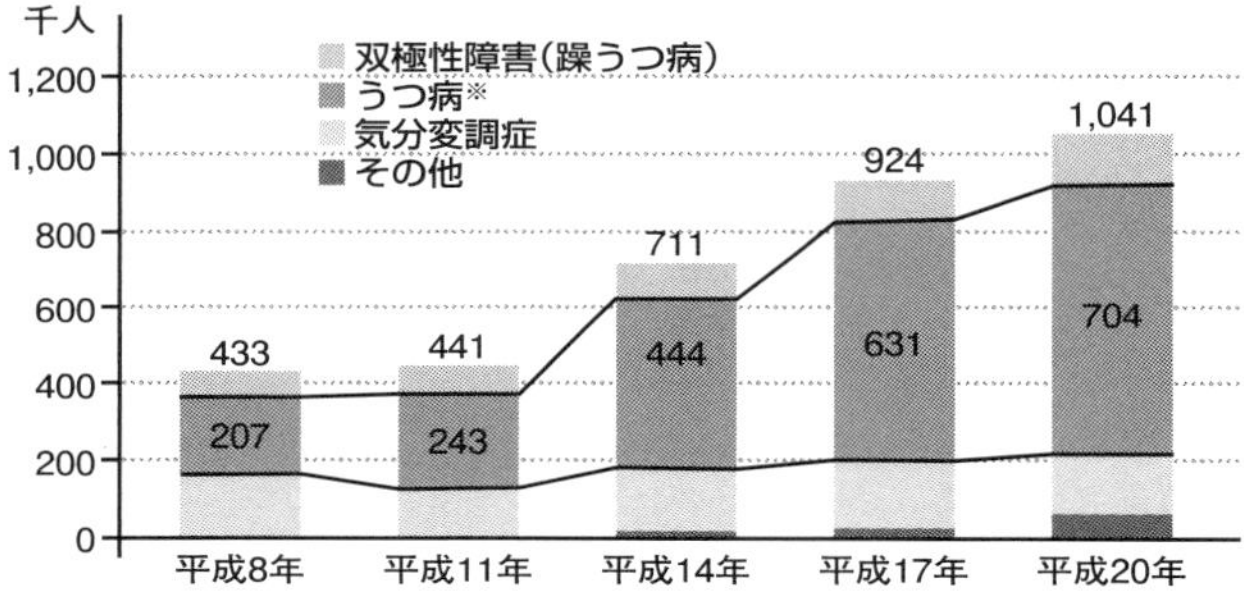

※うつ病の患者数は[CD-10]におけるF32(うつ病エピソード)とF33(反復性うつ病性障害)を合わせた数

(出典:厚生労働省　患者調査)

どれだけ当てはまるかで判断することになります。

ちなみに、「新型うつ病」も含めて、うつ病は大きく「気分障害」という概念でくくられています。

気分障害とは、文字通り気分が落ち込んだり、逆に「ハイ」になったりする病気です。かつては感情障害と呼ばれていましたが、泣いたり笑ったりする「感情」の病気というよりも、もっと長く続く体全体の調子の病気という意味で、「気分障害」と呼ぶようになったのです。

上の**図表3**が、そうした気分障害患者の推移ですが、最近、新型うつ病も含めた「うつ病」患者が激増しているのがおわかりになると思います。

うつ病になりやすい病前性格

それではここから、なぜ「新型うつ病」がうつ病の一種、新種だと判断されてきたのかを見てみましょう。

これまで医者は、患者の訴えが「責任転嫁型」であっても、その症状が診断基準が定義されている従来のうつ病に当てはまれば、うつ病としてきました。

うつ病などの精神疾患には、発病前の性格に共通する特徴があるとされています。この性格を「病前性格」と呼びます。

簡単に言うと、うつ病になりやすいタイプの性格のことで、それはおおむね次の五つとされています。

■典型的なうつ病の病前性格

1、責任感や正義感が強い（自責的性格）

2、几帳面で、物事を揺るがせにできない（融通がきかない）
3、何事に対しても熱心に取り組む
4、非常に律義（執着心が強い）
5、秩序を重んじ、他人への配慮を大切にする

こうした病前性格を踏まえ、うつ病を診断するときに現在主流となっているのが、米国精神医学会の診断マニュアル（DSM）です。

ただ、この診断基準が世界で主流になったのは、1980年代以降のことです。それまでは各国でも診断基準はばらばらでした。日本は長くドイツ医学を手本にしてきており、最初に執着気質をうつ病の病前性格としたのも、ドイツのテレンバッハという精神科医でした。また、メランコリー親和型性格を提唱したのは、日本の精神医学者・下田光造氏です。

したがって、うつ病といっても、各国の文化や民族の気質などの違いも反映されると思っていいでしょう。

米国精神医学会の診断マニュアルですが、その後何度か改訂され、いま使われているの

【図表4】うつ病の身体的状態と精神状態

身体的状態	精神状態
①睡眠障害 入眠障害 熟睡障害 早朝覚醒 ②食欲減退 味覚障害 ③性欲減退 ED（勃起不全） 不感症 月経異常 ④その他 易疲労感 脱力感 無力感 疼痛 便秘	①気分・感情の異常 気分の抑うつ ②思考の異常 考えがまとまらない 集中できない 判断力・決断力が鈍る 絶望感・劣等感 ③意欲・行動の異常 行動量の低下 表情・身振りの減少 生気に乏しい ④その他 不安・焦燥感

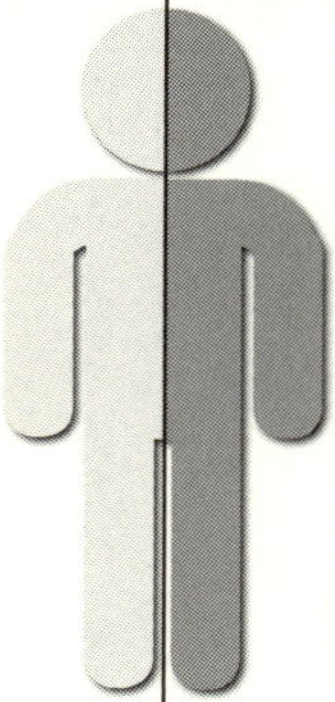

（出典：グラクソ・スミスクライン株式会社ホームページ）

は２０００年改訂の第４版（ＤＳＭ－Ⅳ－ＴＲ）です。

これによると、診断基準は、二つの主要症状が基本となっています。それは、「抑うつ気分」と「興味・喜びの喪失」です。そして、典型的なうつ病の症状としては、次の９項目が挙げられています。

このうち、第１もしくは第２項目を含む５項目以上の症状が並行して２週間以上続く場合は、典型的なうつ病と診断されるわけです。

■典型的なうつ病の症状（診断基準）

１、抑うつ気分（悲しみや空虚感、ゆう

うつな気分が続く）
2、興味または喜びの喪失（なにをしても喜びが得られない状態）
3、食欲の変化（食欲の減退または増加）、体重変動（体重の減少または増加）
4、睡眠障害（不眠または睡眠過多）
5、精神運動性の焦燥または制止（わけもなくイライラ。それが周囲の人から見てもわかる状態）
6、気力の低下、疲労・倦怠感（やたらと疲れを感じる）
7、無価値観、過剰か不適切な罪責感（自分はダメな人間という思い）
8、思考力や集中力の低下
9、死についての反復思考、自殺念慮、自殺企図（自分が死んだら？　と考え、死んだらラクだと思ったりする）

前ページの**図表4**は、このようなうつ病の症状を「身体的状態」と「精神状態」でまとめたものです。

「新型うつ病」になりやすい病前性格

それでは、こうしたうつ病の病前性格と症状（診断基準）と、「新型うつ病」のそれを比べると、どうなるでしょうか？

次は、医療現場で新型うつ病に関して言われていることをまとめたものです。

■典型的な「新型うつ病」の病前性格

1、責任感が希薄で依存心が強い
2、自責するより他罰的な傾向が強い
3、自尊心が強く、自己を過大評価しがち
4、他人に対して攻撃的になることがある
5、どちらかというとまじめで、負けず嫌い

■典型的な「新型うつ病」の症状

1、抑うつ気分（悲しみや空虚感、ゆううつ）が続くが、好きなことをするときは気分が晴れる
2、食欲の変化（食欲の減退または増加）はあるが、体重変動は少ない
3、睡眠障害（不眠または睡眠過多）がある
4、わけもなくイライラし、焦燥感がある
5、気力の低下、疲労・倦怠感がある。とくに職場、学校に行く前
6、思考力や集中力の低下に見舞われる
7、死についての反復思考、自傷行為を行うことはあるが、自殺するほどには思い詰めない

また、特徴としては、

・環境変化によって起こることが多い（人事異動、上司の交代、仕事替え）

・典型的なうつ病は午前中に体調不良を訴えるが、午後の体調不良を訴えるケースが多い
・抗うつ剤が効かないことが多い（とくに「非定型うつ病」）
・適応障害や人格障害、パニック障害など、ほかの精神疾患との境界があいまい

このように、「新型うつ病」は、典型的なうつ病とは正反対とまではいきませんが、かなり異なっています。

私が「責任転嫁型」としたうつ病においては、几帳面・責任感が強い・秩序を重んじるといった従来の病前性格と、ことごとく反しているのです。

なお、『うつ病の真実』『専門医が教えるうつ病』などの著書がある防衛医科大学校病院長の野村総一郎氏によると、うつ病は症状や病気になる過程によって「メランコリー型うつ病」「双極性障害」「気分変調症」「非定型うつ病」の大きく四つに分類され、「新型うつ病」というのは、このうち「気分変調症」「非定型うつ病」に当たると言っています。

この「新型うつ病」とともに最近多くなってきたのが、「自称うつ」「うつになりたい病」です。

ケース⑫

「暗い男」と言われたくないから診断名を

25歳でフリーターをしているというその若者は、見ただけで弱々しい感じがする、いわゆる「草食系」の青年でした。

「最近、眠れなくて、食べる元気も出ません。なにもかもイヤになり、この1週間外出していません」

と診察にやって来ました。

しかし、よくよく聞いていくと、うつと呼べるほどの症状はないのです。寡黙《かもく》でぼそっとしか話さないので断定はできませんが、「小さいころからネクラと言われていた」「中学のときは引きこもりだった」と言うのです。いろいろ話を聞いていくなかで、私は少しずつわかってきました。この患者さんは「うつ病」という診断名がほしいようなのです。

現代は、暗い性格が嫌われる時代です。ただおとなしい、あるいは寡黙なだけで「ネクラ」とされて嫌われてしまいます。とくに「ネクラ」のひと言は人間を深く傷つけます。そうなると人前に出るのがイヤになり、あまり出かけないと、今度は「引きこもり」と呼ばれるのです。私も「引きこもり」をしていた時期のことを思うと、こういう気持ちはよく理解できます。

「ネクラ」「引きこもり」と言われて傷つくぐらいなら、いっそのこと「うつ病」と言われたほうがマシだと考えても無理はありません。そう医者が診断してくれれば、そのときから「私はうつ病です」と堂々と言えるわけですし、「ネクラ」「引きこもり」と言われなくてすみます。

それにしても、昔はうつ病をはじめとする精神科系の疾患は、あまり世間には公言したがらなかったことを思うと、時代は変わったと思うしかありません。

現代では「うつ」に対しての偏見が少なくなった感があります。それ自体は、患者さんが堂々と治療を受けられる環境になったということでもあり、とてもいいことです。しかし、うつ病が治療を要する、とても苦しい病気であることには変わりありません。

一部の人に見られる「うつ」になりたがったり（うつ病と診断されたがったり）、ましてや、そのほうがファッショナブルであるなどと思うことなど、明らかに行きすぎた発想です。それがまた、世間のうつ病に対する新たな誤解や偏見を生んでしまいかねません。

埋もれたうつ病患者たち

ここで忘れてならないのは、「ネクラ」「引きこもり」のなかには、相当数のうつ患者がいることです。私は、新型うつ病患者、あるいはその予備軍が、いわゆる「ニート」のなかに数多くいると推察しています。

「ニート」とは、そもそも英国では、教育を受けておらず、労働や職業訓練もしていない若者を指していました。ところが日本では、前述のように、「仕事をする意欲がない」という意味で使われることが一般的となり、国はニートを「非労働力人口のうち、年齢15歳～34歳、通学・家事もしていない者」と定義して、労働白書で毎年その数を発表しています。

２００３～２００５年64万人、２００６～２００７年62万人、２００８年64万人、２００９年63万人といった具合です。

しかし、この数字は厚労省と内閣府では違っており、フリーター人口が３００万人～４００万人と言われることを思えば、少なくとも１００万人はいると考えています。

このニート層のなかに、典型的なうつ病と並んで、新型うつ病の患者がいると推察できます。

というのは、同じ精神科医の知人の話では、福祉関係のニートの集会に行くと、かなりのパーセンテージで自閉症をはじめとする軽度発達障害らしき人が見受けられるというからです。ベテランの小児神経科医の目からは、顔立ちや表情を見ただけでも、それとなくわかるといいます。しかも、本人も親も気づいていない場合が多いというのです。

発達障害というのは、発達初期の段階で社会性や運動、認知などの機能の獲得が障害された状態のことで、軽度というのは、症状が必ずしも軽いというわけではありません。知的障害があるか否かという分類（軽度発達障害は基本的に知的障害がほとんどない）であって、社会生活を営むうえでの難しさは、かなりつらいものがあります。

なかでもＡＤＨＤ（注意欠陥・多動性障害）の子どもたちは、成長するにしたがって自信喪失（自己評価の低下）からうつ病を併発する例が多く見られるのです。

発達障害がない場合も、ニートになって引きこもりが続けば、心理的な要因でうつ病になる可能性があります。それ以前に、うつ病があるからニートとなり引きこもりになる例もあるわけです。これらの要因は相互に絡まり合っているということです。

ニートがいったん社会に出て、その後、引きこもる。出社困難、社会復帰困難になる。そうしたとき、表向きは、「新型うつ病」と見られたり、単なるなまけ者、わがまま病などと片づけられることも多いのですが、背後にこうした問題が絡んでいる可能性があることへの理解が必要です。

第5章

うつ病はなぜ増えた？

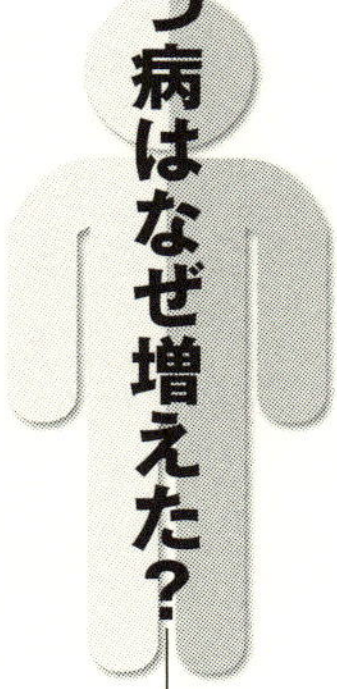

——ストレス社会のせいだけじゃない事情

精神科医が増えている背景

まず、次の数字を見てほしいと思います。

1996年　約22万人（約9500人）
2010年　約28万人（約1万4000人）

1999年　約170万人（約34万人）
2008年　約290万人（約33万人）

最初の数字は医者の数で、（　）内はそのうちの精神科医の数です。次の数字は、精神疾患を患っているとされる患者の外来数で、（　）は入院患者数です。

比較年度のズレはありますが、いずれもここ10年ほどで大幅に増えているのがおわかりでしょう。つまり、これを単純に言うと、ここ十数年で「精神科医も精神疾患患者もともに増えている」ということが言えます。

この背景には、ストレスフルな社会で心を病む人が増えていることや、世間の精神疾患に対する偏見が少なくなってきたことが挙げられます。また、精神科医が増えた分、それまでだったら気づかなかったような軽度の精神疾患も治療対象になったこともあるかもしれません。

もっと詳しく数字を見ていきましょう。

厚生労働省の「医師・歯科医師・薬剤師調査」によると、医師の総数は１９９６年の22・１万人から２０１０年の28・０万人と、15年間でおよそ１・３倍に増加しています。ところが、そのうちの精神科医は、同じ期間に９５００人から２０１０年の１万４０００人と約１・５倍に増加しています。

このように、精神科医はほかの診療科に比べて増加率が高い、つまり、精神科医は医者になる人間にとって、人気の診療科になったわけです。

精神科医が人気なのは、ほかの調査でも裏づけられています。厚生労働省社会・援護局障害保健福祉部精神・障害保健課と（独）国立精神・神経医療研究センター精神保健研究所による「精神保健福祉資料」によると、精神科病院に勤務する常勤医師数（常勤精神保健指定医数）は1996年には9000人（5500人）でした。それが、2010年には1万1000人（6700人）に増加しています。

また、精神科診療所に勤務する常勤医師数（常勤精神保健指定医数）も2003年の2600人（1700人）から2010年の3800人（2700人）に増加しているのです。


では、なぜ精神科医が人気なのでしょうか？

医師免許というのは、診療科別になっているわけではありません。何科を専門とするかは基本的に本人の自由です。ということは、最近の学生の保守的傾向から、リスクの大きな科目が嫌われているということはありそうです。

最近は「血を見るのが苦手」と言って外科を嫌う医学生が増えました。医者の花形とも見られていた外科は、手術でミスをすれば命にかかわることもあり、訴訟リスクもあるので敬遠される傾向にもあるのです。

その点、精神科は外科などに比べると訴訟リスクは大きくはありません。また、ほかの科目に比べて設備投資がかからないため開業しやすいという利点もあります。そのため、都心部では昨今、「心療内科」を掲げるクリニックが急増し、過当競争になりつつあるようです。

医は算術？

それでは、一方の患者のほうはどうなっているのでしょうか？

厚生労働省の「患者調査」によると、１９９９年の精神疾患の推計患者数（医療機関にかかっている患者数）は、１９９９年には外来で１７０・０万人、入院で34・１万人でした。ところが２００８年には、外来で２９０・０万人、入院で33・３万人と、外来・入院の合計でなんと１・６倍に増加しています。

この数字は、国民の40人に１人が精神疾患の治療のために医療機関を訪れたということを表しています。

また、この数字は、あくまでも医療機関を利用した人を対象にした調査なので、精神疾患があっても医療機関を利用しなかった人は調査の対象にはなっていません。つまり、潜在患者数はもっといると考えられるのです。

そこで、国際的な疫学調査である世界精神保健調査を見ると、日本における成人の気分障害、不安障害、衝動制御障害、物質関連障害のいずれかの生涯有病率は24・2％、12カ月有病率は10・0％となっています。世界精神保健調査には統合失調症、認知症などが含まれていません。それで、さらにこうした点も考慮すると、その数はさらに増えると考えられます。

つまり、このような背景があるので、精神科医数も精神科や心療内科を訪れる患者数も増えた。ほとんどの解説書や専門家はそう語っています。

しかし、必ずしもそれだけが理由ではないと、私は思っています。

現代人はみな、なにかしらの「こころの病」を抱えていると言われています。ストレス社会の現代において、こうした見方に異論はありません。ただ、かつてなら単なる悩み、落ち込みで片づけられたはずの問題も、「こころの病」として丁重に扱われてしまっている面はないでしょうか？

昔は、悩んでいる余裕も時間もなかったほど、社会はまだ貧しかったはずです。人間は食べるために一生懸命働いているときは、悩みがあってもそれをやり過ごす術を身につけます。なぜなら、そうしないと食べられなくなり、生きていけないからです。

しかし、社会が豊かになってくると、それまでやり過ごしてきた悩みが顕在化します。

これまでは耐えられたことに耐えられなくなります。これが「こころの病」が増えた大きな原因の一つではないでしょうか？

それに誤解を恐れずに言えば、医者というビジネス（医療サービス業）は、ほかのサービス業と違って、利用者を自らつくり出すことができるとも言えます。なんらかの悩みを持って訪れた患者さんに「問題ありません」「それは病気ではありません」で帰ってもらったら、このビジネスは成り立ちませんし、おそらく患者さんも納得しないでしょう。

そこで、症状を発見し、診断を下して、「治療行為」（サービス）を行って収益を上げる、というのが医療ビジネスの根幹です。

また、さらに付け加えて言えば、たとえば自動車などの修理業と比べてみると、医者の医療行為の特異性がわかります。自動車の修理では故障を直さなければ収益は上げられません。直すことによって、その対価としての報酬がもらえます。

しかし、医療では病気を治さないほうが収益が上がるというジレンマがあります。病気が完治してしまったら、もう利用者は病院にやって来なくなるからです。

あえて露悪的な書き方をしましたが、精神科医に限らず、こころあるほとんどの医者は、ビジネスライクに医療行為をしているわけではありません。そのことは強調しておきます。

ただ、それでも、後章に挙げるような〝医は算術〟とでも考えているような不届きな医者は一部にいます。また、善意の医者であっても、開業医であればとくに、経営という面をないがしろにできません。どこかでビジネス的な側面が出てくることは致し方ないことでしょう。

このようなことを考え合わせれば、精神疾患とも言いがたい、一部の軽症といわれる「こころの病」に関しては、患者がつくり出されてきた面がないとは言えないのではないか、と私は思っています。

薬の進化と患者増加の関係

医者の性《さが》として、新薬が出ると使いたくなるということがあります。はたしてどれくらい効果があるのかを確かめたくなるものです。そのため、出さない選択より出す選択をする医者が多いのが実情です。

この薬の進化も、ある意味で患者さんの増加と関連があると考えられるでしょう。

19世紀末から20世紀初めまで、精神医学や精神分析では、精神疾患を薬で治す、あるいは効く薬が存在するなどということは考えもしませんでした。また、たとえ薬があろうと、薬物療法はナンセンスと思われていました。

これは、フロイトの精神分析の影響が大きかったからです。フロイトの精神分析は、夢の解釈でわかるように「無意識的願望」「欲求の抑圧」によって精神疾患が発症すると仮定されていたからです。

ところが1952年、精神薬理学のスタートとなったとされる抗精神病薬が登場します。抗精神病薬というのは、いまでは主に統合失調症やうつ病の治療に使われていますが、「メジャートランキライザー」と呼ばれている一群の薬です。簡単に言うと、精神安定剤であり、いわゆる安定剤（マイナートランキライザー）に比べると効果が強いとされるものです。

最初の抗精神病薬は、クロルプロマジンという薬で、フランスでその効果が確認されました。初めて治療に導入したパリのサンタンヌ病院の精神科医ジャン・ドレとピエール・ドニケルは、1952年の論文で、クロルプロマジンが躁病と統合失調症の錯乱・幻覚を改善すると指摘したのです。これは患者にとって画期的なことでしたが、それ以上に製薬会社にとっても画期的なことでした。

なぜなら、それまで薬とは関係なかった精神疾患に薬による治療の道が開かれたからです。つまり、ここに新しい市場を見出した製薬会社はさっそくキャンペーンを開始し、1954年にはアメリカでもクロルプロマジン（商品名ソラジン）の販売量が急速に伸びたのです。

こうして精神疾患は、それまでの心理面だけから分析・治療するというパターンを脱皮し、生理学の面からも捉えていくようになったのです。つまり、「精神分析」から「薬物療法」へと、治療法が大きく変化したのです。

以来、今日まで精神疾患に効くとされる薬が次々に開発されてきました。

画期的なSSRIの出現

精神疾患の薬物療法に大きく貢献したのが、「ＳＳＲＩ」と呼ばれる抗うつ剤の登場です。

ＳＳＲＩとは「Selective Serotonin Reuptake Inhibitors」の略で「選択的セロトニン再取り込み阻害薬」と訳されます。非常にややこしい訳語なのでなんのことかわからないと思いますが、ポイントはＳＳＲＩの2番目の「Ｓ」です。これは「セロトニン」のことです。

セロトニンとは脳内物質の一つで、脳内物質にはこのほか「ドーパミン」「ノルアドレナリン」といったものがあり、これらの脳内物質の過不足によって精神疾患が起こると考えられています。

セロトニン、ドーパミン、ノルアドレナリンは、うつ病を引き起こす「三大脳内物質」と言われています。簡単に言うと、健康な状態では快感を生み出すドーパミンと緊張をつくり出すノルアドレナリンをセロトニンがうまくコントロールして、精神の暴走を防いでいるということです。

したがって、うつ病のときというのは、脳内物質であるセロトニンがなんらかの原因で減少したり、正常に働かなくなったりしています。脳内物質が減少すると、脳からの命令伝達が体にうまく伝わらなくなったりします。すると、脳からの命令が間違って伝わるので、たとえば、食べたいと思っているのに体は拒否するというようなことが起こるわけです。

話を戻して、抗精神病薬ですが、１９６０年代に入ると開発競争がさらに進んで、「三環系抗うつ薬」と言われる抗うつ剤が次々と登場します。これらはいまでも有効とされ、うつ病の症状によって処方されています。その後、１９７０年代になると「四環系抗うつ薬」というさらに進化した抗うつ剤が登場します。

しかし、これらの薬には、効果は確認できても副作用が出る可能性が大きいという欠点がありました。たとえば、尿の出が悪くなる、便秘になる、目がかすむ、ふらつくなどで、これらは「抗コリン作用」と呼ばれる副作用です。

そのため、症状を見極めてからでないと投与できなくなり、単なる抑うつ状態、うつ気分のような症状では投与がためらわれたのです。

ところが「四環系抗うつ薬」からさらに進化したＳＳＲＩには、「抗コリン作用」による大きな副作用がないのです。食欲低下や吐き気などは起こることはありますが、いずれも深刻なものではありません。これは画期的なことでした。

その結果、従来の抗うつ剤ならためらってしまう症状に対しても処方するようになったのです。

さらにSNRI、NaSSAへ

ＳＳＲＩ先進国はアメリカです。１９８８年に臨床試験が終わって、薬としての販売が始まっています。その後、１９９０年には欧州でも販売されるようになりました。

この間、製薬会社は国際的なうつ病キャンペーンを繰り広げ、うつ病は深刻な精神疾患であり、放置することが経済的な損失まで引き起こすとＰＲしました。そして、精神科医に対しては、ＳＳＲＩがいかに効果的かをキャンペーンしたのです。その結果、うつ病は早期発見し、薬による治療を行えば治る病気という認識になりました。

実際、診療の現場でも患者さんにとっても、ＳＳＲＩがもたらした効果は大きなものがあります。

ただ、日本でのＳＳＲＩの発売は欧米に大きく遅れました。日本は何事も「自前主義」の国であり、医療に関しては厚労省が大きな壁をつくって、国内の製薬会社と医療ビジネスを保護しています。

日本でＳＳＲＩが売り出されたのは、１９９９年のこと。

藤沢薬品から「ルボックス」、明治製菓から「デプロメール」という製品名（成分名はどちらもフルボキサミン）で発売されました。これらのSSRIは精神科・神経科による処方で患者さんに渡されますが、なにより保険が適用されるので一気に広まったのです。

そして、このころから「新型うつ病」が登場し、「うつ病」と診断される患者数も飛躍的に増えていったのは皮肉な話です（92ページ**図表3**）。

SSRIとして有名なのは「プロザック」で、アメリカで最も広く用いられている抗うつ剤ですが、まだ日本では発売されていません。日本で承認済みなものは、フルボキサミン（製品名デプロメール、ルボックス）、パロキセチン（製品名パキシル）、セルトラリン（製品名ジェイゾロフト）、エスシタロプラム（製品名レクサプロ）などです。

現在、うつ病治療ではSSRIに次いで、「SNRI」のミルナシプラン（製品名トレドミン）、デュロキセチン（製品名サインバルタ）があります。

SNRIは「Serotonin & Norepinephrine Reuptake Inhibitors」の略で、「セロトニン・ノルアドレナリン再取り込み阻害薬」と訳されています。SSRIと同じく2番目の「N」がポイントで、これはノルアドレナリンのこと。つまり、緊張状態をつくり出すノルアドレナリンの再吸収も抑えることで、うつ状態の緩和を狙った薬です。

さらに、SSRIやSNRIとは異なるNaSSA（ノルアドレナリン・セロトニン作動性抗うつ薬）の「ミルタザピン」（製品名リフレックス、レメロン）なども医療現場で使われています

行き過ぎた薬頼み医療の揺り戻し

ただし、最近はこのような薬頼みの医療に揺り戻しの動きが起きています。そのきっかけは、1999年に起きたコロンバイン高校銃乱射事件です。この事件を起こした2人の少年のうちの1人が血液検査から大量のフルボキサミンを服用していたことがわかったからです。

そのため、事件の被害者の1人は、少年を凶行に走らせた原因はSSRIにあるとして、製造元の製薬会社を告訴したのです。この裁判では原告の訴えは退けられましたが、以来、製薬会社を訴える動きが活発化してきました。たとえば2009年にファイザーは統合失調症治療薬ジオドン（ジプラシドン）の適用外用途のマーケティングにより、約300億円の罰金が科されています。

最近の画期的な例は、抗うつ薬パキシルや抗精神病薬リスパダールの販売で、メーカー側が違法な販売促進行為をしたとして、グラクソ・スミスクラインが約2400億円、ジョンソン・アンド・ジョンソンが約1760億円という巨額な和解金を課されたケースもあります。

アメリカでは消費者によるクラスアクション（集団訴訟）が日常化しています。このケースは、ハーバード大学精神医学教授のスキャンダル発覚がきっかけでした。この教授は製薬会社から多額の金を受け取って研究や治験を歪め、根拠のないガイドラインをつくっていたのです。

これらの例からわかるように、現代の精神科医療は過剰診断、過剰投薬になっている面があります。アメリカはようやくこの構造にメスを入れ始めましたが、日本ではまだこのような動きは起こっていません。

「心療内科」と「精神科」はどう違うのか

ところで、よく「心療内科と精神科はどう違うのですか？」と聞かれます。そこで私は、「ほとんど違いはありませんよ。精神科というと行きにくいので、心療内科と看板を出しているだけです。心療内科に行っても診察するのは精神科医がほとんどです」と答えると、なぜかみなさんびっくりします。

もちろん、これは大雑把な言い方で、医者の側から言えば、「心療内科はあくまで内科で、うつ病となると、やはり精神科に行くほうがいい」となります。

そもそも心療内科とは、主に「心身症」を扱うためにできた科です。心身症の症状としては、「過敏性腸症候群」「逆流性食道炎」「神経性胃炎」などがあります、これらは主にストレスなどの精神的な要因から起こる身体不調で、たとえば風邪を引いてお腹をこわすようなケースとは区別されます。

心身症という言葉からわかるように、「心」も「身体」も同時に診て、総合的に捉えて治していこうというわけです。

これに対して精神科は、ひと言で言えば、精神疾患を専門に扱います。つまり、体は別として、「精神の不調」を診るわけです。これまで述べてきたように、その症状は「不安」「恐怖」「抑うつ」「不眠」「焦燥」「イライラ」「幻覚」「幻聴」「妄想」などです。

このように区別があるので、総合病院では身体的な症状を伴わない精神症状だけを訴える患者さんに対しては、心療内科から精神科に回されるケースがあります。

しかし、開業医の場合、心療内科と精神科の両方の診療科目を掲げているところがほとんどで、そこの開業医はほぼ精神科医です。そのほうが患者さんにとって敷居が低くなるからです。精神科というとやはり抵抗感が強いので、○○メンタルクリニックというような看板を出しているところは、ほとんどが心療内科を掲げています。

心療内科クリニックが増え始めたのは2000年代に入ってからです。そして、前述したように、このころから「新型うつ病」を含む「うつ病」と診断される患者さんも急増していきました。

それでは次章で、さらに詳しく、どのように「新型うつ病」患者が増えてきたのかを見ていきましょう。

第6章

乱用される「うつ病」——誤解と偏見を生まないためにも……

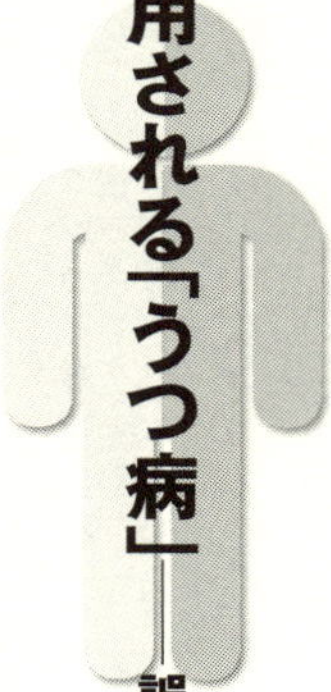

メンタルヘルス健診の落とし穴

新型うつ病も含めて、現代は「うつ病」の大量生産時代と言えます。それには、じつは企業も一役買っています。本章では、これまであまり語られてこなかった、企業社会でなぜうつ病が増えてきたのかを、私なりの視点で解説していきます。

「メンタルヘルス」という言葉をご存じでしょう。これはそのまま「こころの健康」のことを表しています。このメンタルヘルスに「ケア」を付けた「メンタルヘルスケア」が、いまの日本の職場では、かなり重要な取り扱い事項になっています。

つまり、「体」の健康管理も大事ですが、同時に「こころ」の健康管理も大事だということで、厚生労働省が省を挙げてメンタルヘルスケアに積極的に取り組んでいるのです。

現在、厚労省では「メタボ健診」に続き、「メンタルヘルス健診」を義務づけようとしています。

2010年1月、厚労省は省内に「自殺・うつ病等対策プロジェクトチーム」を設置し、以来、職場におけるメンタルヘルス対策について検討を続けてきています。また、新成長戦略（2010年6月閣議決定）においても、『2020年までに「メンタルヘルスに関する措置を受けられる職場の割合を100％』とする目標も決められています。「メンタルヘルス健診」は、こうした政策の一環になっているのです。

しかし、これはひとつ間違えると、うつ病患者を今後も大量につくり出す原因になりかねないので注意が必要です。

「メンタルヘルス健診」は、それを受ける側の労働者からは、おおむね歓迎されています。たとえば、調査会社アイシェアが行った調査（2010年）によると、メンタルヘルス健診が企業の健康診断で行われることについて、全体の31％が「とても賛成」と回答。45％は「どちらかというと賛成」と答え、計76％の人がこの取り組みに賛成しています。

その理由は、「本人が自覚していないことが多いため」「周囲に兆候がある人が増えている」「自発的に病院に行きにくいから」などです。

確かに、このような見方をすれば、メンタルヘルス健診は労働者のためを考えたもの。働く者にとって強い味方と言えるでしょう。

ところが、メンタルヘルス健診には大きな「落とし穴」が隠されていることがあるのです。

あまりに安易なチェック項目

現状の労働契約法では、たとえばメンタルヘルス不調者に対して企業側が十分な安全配慮を怠ることによって状態が悪化し、うつ病などの精神疾患を発症、さらに自殺などに至った場合には、企業が責任を問われることになっています。裁判に持ち込まれ、賠償金を請求されたケースも出ています。

つまり、メンタルヘルスケアを怠ることは、企業にとって大きなリスク要因なのです。となると、余裕のない企業、中小企業は、このリスクを回避するために、なんらかの処置を取ると考えられます。

アベノミクスで経済が上向いたというのは一部の話で、いまなお日本企業の多くは苦しい経営環境のなかにあります。リストラも日常茶飯事です。そのため、どんな調査でも、労働者の約6割が「強い不安」「ストレス」などを感じていると答えています。

その結果、メンタルヘルス上の理由により連続1カ月以上休業し、または、退職した労働者がいる事業所は、全事業所の7・6％にまで達しています。

つまり、こういう状況のなかでは、「メンタルヘルス健診」を逆利用して、リストラを正当化しようとする企業が出てくることも考えられるのです。というのは、厚労省が標準例として示したメンタルヘルスチェックの項目が、あまりに安易にできているからです。

次にそのチェック項目を示しますが、これを真に受けて正直に答えたら、ほとんどのサラリーマンは『うつ病予備軍』となってしまいます。

1、ひどく疲れた
2、へとへとだ
3、だるい
4、気が張りつめている
5、不安だ
6、落ち着かない
7、ゆううつだ
8、なにをするのも面倒だ
9、気分が晴れない

この9項目に、疲れがたまっているサラリーマンなら、最高得点の「ほとんどいつもあった」に全部「○」をつけてしまうかもしれません。ところが、正直にそんなことをしてしまうと、実際にはなんの問題もないのに、「偽陽性者」にされかねないのです。

こうなると、キャリアカウンセラーなどが「うつの疑いあり」と判断して、産業医や精神科に回す可能性があります。そうなると、正式にうつ病と診断されかねません。そうなれば窓際行きかもしれません。あるいは、健診に引っかかった人たちを丸ごと近ごろ問題となっている「追い出し部屋」に異動させる会社が出ないとは言えないのです。

会社と会社指定医が申し合わせたら？

実際のところ、すでにこの「メンタルヘルス健診」をリストラの秘密兵器として活用している企業があるようです。

現在（2013年6月時点）、安倍内閣の産業競争力会議では「解雇規制の緩和」（別名クビ切り自由化法案）が議論されていますが、これが現実化するとしても相当先のことになります。業績悪化で追い詰められた企業にとって、そんなことを待っていられません。そこで、「メンタルヘルス健診」の活用を考えたのでしょう。

これで不要になった従業員を「うつ病」に仕立て上げ、いくら復帰したがっても認めず、休職期間の満了をもって事実上の解雇を言い渡すのです。

私の知り合いの社会保険労務士によると、ターゲットにした従業員に、まず上司から「メンタルヘルス健診を受けてみたら?」と言わせることから始まるといいます。

ターゲットになる社員というのは、成績が上がらない社員、やる気がない社員、閑職に異動させても平気で出社してくる社員などです。彼らに業務命令で健診を受けるように、まず勧めるのだそうです。

もちろん、従業員にはこれを拒否する権利もあります。しかし、就業規則に「会社指定の医師の診断を受ける必要がある」などの項目があれば、拒否は不可能でしょう。

知人の社会保険労務士は、次のように言います。

「企業のリストラ担当者から依頼されて、それとなく会社指定の医者に話したら、よくしたもので、すべてわかっていたね。『ともかく、病名をつけて、診断書を書けばいいということですね』と向こうから言ってきたよ」

これはごく一部の悪質な例で、世の中にいるのがこんな医者ばかりだと思われては困るのですが、残念ながら、この手の医者がいるのも事実。こうしたことが行われれば、なんの問題もない人間まで精神疾患に仕立て上げることは可能です。前記したような厚労省の「ゆるいチェックポイント」を用意して、それに回答させていくだけで多くのリストラ予備軍サラリーマンが「問題あり」となります。

すると、医者は診断書に「日常生活は送れるが、業務遂行は疑問。休養が必要と思われる」などと書くわけです。

サラリーマンなら、休養期間中は健康保険組合から給与の3分の2の傷病手当が支給され、これは最長1年半まで出ます。ですから、会社はこれで該当社員を休養させ、休養期間中は指定契約病院に通院するように命じます。

ところが、何度通ってみても、「まだ休養が足りません」「もう少し様子を見ましょう」と言われ、ずるずると休職期間が過ぎていきます。そうして休職期間のタイムリミットがきて、会社から自主退職を促されるのです。

もちろん、現行の労働法では、退職勧告をして自主退職に追い込むのは認められていません。ましてや精神疾患を理由に解雇するのも違法で、裁判を起こされれば企業は損害賠償を払うことになるでしょう。

しかし、健保組合があり、休職規定などがきちんと整っているのは大企業だけで、日本の企業の９割は中小企業です。そうした企業では休職手当などないところがほとんどで、いったん「病気」のレッテルが貼られてしまえば、普通の人間ならいづらくなるのは間違いありません。

診断書を自ら書いてくる患者さん

ひと昔前までは、「ブラック企業」というのは暴力団などが関与している企業のことを指していました。しかし、最近では、知名度のある優良企業までブラックだと言われるようになっています。

あるアパレル企業は入社後３年以内に50％以上が離職、休職者の42％がうつ病などの精神疾患だとメディアで報じられました。また、20代の社員が半年で店長となって、目標達成からアルバイト管理まで過酷な労働を強いられて３カ月でうつ病を発症し、退職に追い込まれたという実例も紹介されています。

また、かつては日本の基幹産業だった電機産業の一部では、2012年から壮絶なリストラが行われています。すでに新聞などで報道された「追い出し部屋」も、大量のうつ病患者をつくり出しているのは間違いないでしょう。

大企業のリストラのやり方は巧妙です。もし、度重なる退職勧奨をやって従業員が精神疾患を発症した場合、企業は労働契約法に基づく安全配慮義務違反を問われる可能性があります。ですから、そうはならないように「追い出し部屋」のような部署をつくるわけです。

ただし、「ブラック企業」や「追い出し部屋」でうつ病を発症した人には同情を禁じ得ませんが、いわゆる「新型うつ病」に関しては、そういう患者さんと同列には論じられないケースがあることは、これまで述べてきた通りです。

本当に心を病んでいるうつ病患者と、一部の病んでいるかどうか疑わしい人でも、いったん「うつ病」と診断されれば、受けられる社会保障は同じです。そこに、どこまで病気かわかりづらい、うつ病患者をつくり出してしまう仕組みがあります。

そこでここからは、うつ病患者をつくり出す仕組みについて、さらに解説していきます。

ケース⑬ 診断書持参で診察に来た不動産会社営業マン

私の精神科医仲間が遭遇した例では、こんなケースがあります。

「会社の指定医の内科に行って検査して診てもらいましたが、まったく異常がないと言われました。しかし、腹痛が止まらない。毎朝起きると腹痛で、会社に行くのがきついんです」と、その心療内科にやって来たのは、20代後半の営業マンでした。

そこの医者は非常にまじめな男で、うつ病のなかでも「反応性うつ病」は身体的な症状が出るため、まずこれを疑いました。反応性うつ病というのは、身内の人間が死んだり、失恋したりした心理的ショックで引き起こされます。しかし、よくよく聞いてみると、原因のようなものは見当たらないうえ、腹痛以外の大きな症状はなく、単に「よく眠れない」「ときどきめまいがする」程度なのです。

それで、「いまできるのは様子を見ることとぐらいですね」と正直に告げたところ、本人が「じつはネットで調べて、自分に当てはまる症状があったので、それで診断書を書いてきました。これを会社に出すので、印鑑がほしいんです」と言い出したというのです。

その診断書はよくできていて、「強いうつ状態、心身耗弱《こうじゃく》状態にあり、本人の勤務願望は強いが、しばらく休養をとる必要がある」ということが書かれていたそうです。

これを見せられて、その医者がきっぱりと断ったのは言うまでもありません。

この医者は精神疾患に対して持論を持っており、治療しなければならない患者さんの基準を、人間の三大欲望のどれかに重大な障害が生じている場合としています。人間の三大欲望というのは食欲・性欲・睡眠欲のことで、これが機能しなくなると生きていくことに支障をきたします。そこで、そのような症状が一定期間続くようなら治療をしなければならないと決めているのです。

この営業マンのケースは三大欲望が機能しないほどでもないため、この程度の話で「強いうつ状態、心身耗弱状態にある」などと診断書を書いていたら、医者の社会的な意義が問われます。

たいていの会社では、休職するとなると医者の診断書がいります。会社に指定医があればそこに行くことになりますが、この営業マンの会社には指定医がなかったらしく、「それなら、ほかを当たってみます」と言い残して出て行ったそうです。

「傷病手当金を申請したい」

前述したように、病気で会社を休んだら、その間、給料の6割をもらえるという「傷病手当金」という制度があるので、たいていの患者さんがこの申請を求めます。新型うつ病患者には、この申請のために医者のところにやって来る人も少なくありません。

「傷病手当金」というのは、会社の健康保険組合や全国健康保険協会（協会けんぽ）の加入者が病気やケガなどで働けず、会社を休んで給料の支払いがなくなったとき、その間の生活保障をしてくれるという所得保障・休業補償の制度です。

原則として、欠勤1日につき標準報酬日額の3分の2に相当する額が、休業の4日目から最長1年6カ月の範囲内で支給されることになっています。

しかも、この傷病手当金は保険給付なので非課税扱いになります。つまり、所得税も住民税もかからないのです。

となると、「責任転嫁」「他責」が特徴とされる「新型うつ病」患者は、たとえば上司に叱責された、不本意な部署に異動させられたなどをきっかけに、会社に出られなくなってしまうため、そのリスクヘッジとして傷病手当金の申請をする人が出てくるのです。

傷病手当金をもらう手続きですが、まず患者は会社の人事や総務の担当者から「傷病手当金支給申請書」をもらいます。この申請書には「療養担当者が意見を書くところ」（意見欄）という欄があります。

この意見欄に、医師が「勤務不能」と書けば、ほぼ間違いなく傷病手当金は支給されます。

意見欄は医師の「診断書」でも代用できるのですが、診断書は数千円が必要ですので、たいてい意見欄への記入となります。

傷病手当金は、1カ月ごとに申請するシステムになっていて、申請してから約1カ月で支給（銀行口座に振り込み）されます。つまり月給と同じです。

そこで、ほかの病院で記入を拒否されると、また次の病院へと渡り歩く人が出るわけです。私のところにも、そう言って来た患者さんがいました。しかし、その患者さんはどう見ても出勤不能とは思えなかったので、「病状証明書なら書けますよ」と言うと怒り出すのです。

また、すでにほかの病院で意見欄に記入してもらった経験がある患者さんが、用紙を持ってやって来るケースもあります。そういう患者さんはすでに会社を休んでいて、前記したように1カ月ごとに申請書を出す必要があるので、「会社を休んでいた期間について、意見欄に記入してほしい」とやって来るわけです。これは、とくに女性に多い傾向があります。

それで私は、「ここに来る前までのことはわからないので意見欄など書けません」と言うと、「なんですって！　私は病気ですよ。前の病院ではすぐ書いてくれたのに」と食い下がってきたります。

このような人たちが申請するだけでもらえる傷病手当金とは、いったいなんなのでしょうか？　精神科には本当に精神を病んで勤労できなくなったばかりか、下手をすると自殺してしまいかねない深刻な患者さんも来るのです。こうした人々を救済するためにある制度に、あたかも〝ただ乗り〟するかのように利用する例があるのは本当に困ったものです。

傷病手当が切れたら障害年金？

傷病手当金が1年半で切れたあと、そういった人たちが考えるのが「障害年金」の獲得のようです。

驚くべきことに、「うつ病で障害年金をゲットする方法」などという情報は、ネット上にあふれています。検索すれば、いくらでも出てきます。

ここでうつ病というものの一般的な理解として書いておきたいことがあります。それは、たいていのうつ病は治る（寛解《かんかい》するという）ということです。もちろん、慢性化するものもありますが、うつ病患者の6～7割は1～2年以内に症状が安定し、社会復帰できるようになるものです。

「新型うつ病」に関してはこのようなデータはありませんが、症状が固定してしまうということはほとんど考えられません。

しかし、なかにはこんな患者さんも現れます。

ケース⑭

「障害があった」ことにしてほしいとねだるOL

かつて私が勤務していたクリニックに通院していて、いつの間にか来なくなったOL（29歳）がいました。「配置転換になって落ち込み、食べ物がのどを通らなくなった。朝は早くから目が覚めてしまい、会社に行く時間になると動悸が激しくなって歩けなくなる」というような症状を訴えてきました。

そこで、「うつ状態ですね」と診断し、抗不安剤、睡眠薬などを組み合わせて処方し、「食欲が出てきたら、必ずまた来てください」と告げました。

しかし、このOLさんがまたやって来たのは1年以上も経ってからでした。その理由は、「受診状況等証明書」と「障害年金診断書」を書いてほしいということでした。

そこで私はこの女性のカルテを取り出しましたが、たった1回の受診であり、「うつ状態」としただけなので、それが障害であったなどと書けるはずがありません。そう言って断ると急に態度が変わり、「またこれかよ」と吐き捨てるようにひとり言。そうして、次に「誰も彼もみんな私にわざと不親切にする。会社にいたときも散々いじめられて病気になったのに、先生まで私をいじめるんですか?」と泣き声になりました。

それでも私は「障害年金診断書」を頑として断り、「うちを受診されたことは確かですから、そのときの経過を受診状況等証明書に書きます。それだけはお出しします」と言いました。

このあとに説明しますが、障害年金には過去に障害があったことが証明できるなら、最長5年間までさかのぼって受け取ることができるのです。

ということは、このOLさんは、現在は別の病院に通院中で、傷病手当が切れたため、今度は障害年金をもらおうとしていたのです。おそらく誰か(もしかしたら、いまの主治医)からそうした知恵を得たのでしょう。

「いまの先生は親切で、なんでもしてくれる。でも、私の症状はいっこうによくならない」と平気で言い、自分の話をし続けたのです。

そもそも障害年金とはなにか

ネットの掲示板には、うつ病患者からの相談に答える形で、次のようなアドバイスが載っているのを見かけます。

《うつ病などの精神疾患を患い、傷病手当金で療養してきたが、支給開始日から1年6カ月が近づいてきた。前回、傷病手当金を受給してから1年6カ月が経過している。今回、また、うつ病などの精神疾患が再発した。傷病手当金は再度受給できない。療養生活に専念したいが、生活費が心配だ。そうした方には、障害厚生年金2級の受給を目指すことが一番の近道です。障害厚生年金2級を受給することができれば、月額約18万円（配偶者、18歳未満の子供が2人いる場合）の生活費を手に入れることができます》

さらに、すでに障害年金をもらったという人から、以下のような書き込みもあります。

《この実体験に基づくある方法を使うだけで、あなたは障害年金2級に認定され、1610万円を一括で受給できる可能性があるのです。

私は友人の勧めるままに、それを実行してみました。すると、なんと2級認定の証書が送られてきたのです。それを見て驚いたことに、一括6227万円受給できたのです。なぜ

【図表5】障害年金が支給される「障害の状態」とは

障害等級	法律による定義	具体的には
1級	身体機能の障害または長期にわたる安静を必要とする病状が、日常生活の用を弁ずることを不能ならしめる程度のもの	他人の介助を受けなければ日常生活のことがほとんどできないほどの障害の状態です。身の回りのことはかろうじてできるものの、それ以上の活動はできない方（または行うことを制限されている方）、入院や在宅介護を必要とし、活動の範囲がベッドの周辺に限られるような方が、1級に相当します。
2級	身体の機能の障害または長期にわたる安静を必要とする病状が、日常生活が著しい制限を受けるかまたは日常生活に著しい制限を加えることを必要とする程度のもの	必ずしも他人の助けを借りる必要はなくても、日常生活は極めて困難で、労働によって収入を得ることができないほどの障害です。例えば、家庭内で軽食をつくるなどの軽い活動はできてもそれ以上重い活動はできない方（または行うことを制限されている方）、入院や在宅で、活動の範囲が病院内・家屋内に限られるような方が2級に相当します。
3級	傷病が治らないで、労働が著しい制限を受けるか、または労働に制限を加えることを必要とする程度のもの	労働が著しい制限を受ける、または、労働に制限を加えることを必要とするような状態です。日常生活には、ほとんど支障はないが労働については制限がある方が3級に相当します。

障害手当金	傷病が治ったもので、労働が制限を受けるか、労働に制限を加えることを必要とする程度のもの

（出典：政府広報オンライン）

【図表6】支給される障害年金の額(年額)※平成24年度

	障害基礎年金	障害厚生年金
1級障害	983,100円 ＋ 子の加算額	(報酬比例の年金額)×1.25 ＋ 配偶者の加給年金額
2級障害	786,500円 ＋ 子の加算額	(報酬比例の年金額) ＋ 配偶者の加給年金額
3級障害		(報酬比例の年金額) 589,900円に満たない ときは、589,900円
障害手当金 (一時金)		(報酬比例の年金額)×2 1,150,200円に満たない ときは、1,150,200円

(出典：政府広報オンライン)

なら過去に5年間さかのぼって支給されるからです。しかも、それ以降2カ月に1度20万円が振り込まれることになったのです。しかも非課税で》

それでは、そもそも「障害年金」とはなんなのでしょうか？　また、どういう状況になったときに、この福祉のシステムの受益者になることができるのでしょうか？

ひと口に年金というと、老後の生活を支えるためのものと考えがちですが、現役世代でも、病気やケガなどで障害が生じたときには、年金の支給対象になるのです。これが障害年金で、身体的な障害ばかりか、がんや糖尿病などの病気で長期療養が必要な場合なども支給の対象になり、さらに精神障害に対しても適用されることになっているのです。

ただし、「障害年金を受けられるのは、公的年金に加入し、一定の保険料納付要件を満たし、かつ障害の状態などの障害年金の支給要件を満たしている方」と規定されています。すなわち、国民年金の被保険者には「障害基礎年金」が、厚生年金の被保険者には「障害厚生年金」が、共済年金の被保険者には「障害共済年金」が支給されます。

障害年金が支給される「障害の程度」については、「国民年金法施行令」および「厚生年金保険法施行令」によって障害等級（1～3級）の基準が定められています。この等級によって支給額が違ってきます。

書類さえ整えば、あとはお役所仕事？

さて、障害年金をもらうために必要となる「障害年金診断書」ですが、前述した傷病手当金をもらうための「意見書」とは、大きく異なります。

どちらも、医師が診断結果を書くわけですが、「意見書」は就労が不可能と認められる場合にしか書けませんが、「障害年金診断書」には病名の制限がありません。

当然のことながら、医者は患者さんの症状から考えて正確に書くものですが、うがった言い方をすれば、システム上は、障害が認められなくても病名を書くことは可能なのです。
「障害の程度」という項目があり、そこには五つの選択肢が示されています。精神障害の場合、一番軽いのは（1）「精神障害を認めるが、社会生活は普通にできる」で、いちばん重いのが（5）「精神障害を認め、身のまわりのことはほとんどできないため、常時の援助が必要である」です。

この診断書はそのまま年金事務所に回され、その後、年金機構によって審査・認定されることになります。

ですから、ありのままを書いてしまえばいいのですが、前出のＯＬさんの例のように1回しか通院してこなかった患者で、しかもとても障害があったとは思えない例については書くわけにはいきません。

「障害年金診断書」は本当に障害を持ち、そのために生活に支障をきたしている人にとっては最後の命綱ですから、医者としても社会的な使命として真剣に対処すべき問題です。しかし、これまで述べてきたように、精神障害というのは非常にあいまいなもので、どういう診断を下すかは医者の裁量によるところがあるのです。

また、役所や年金事務所の担当者は、書類さえ整ってしまえば通してしまうという「お役所仕事」が多いものです。

となると、「新型うつ病」というまだ未確定なうつ病で、本来は年金がもらえるレベルではない症状の人が、どれほど障害年金をもらっているのかは、じつは誰も把握できていません。

先のOLの例に戻りますが、彼女の場合、おそらく現在の主治医は簡単に障害年金診断書を書いたのでしょう。しかし、1年半前の過去の状態の診断書は書けません。過去の診断書がないと、過去から現在まで症状が続いている証明にならず、過去にさかのぼって年金を受け取ることができません。

だから、彼女は執拗に食い下がったのでした。

初診日から起算して1年6カ月を経過した時点を「障害認定日」と言い、障害認定日のときに、年金法でいう「障害の状態」に当てはまれば、精神障害者保健福祉手帳の障害等級や自立支援医療の利用の可否とはまったく関係なく、年金法単独での「障害年金」を受給することが可能になります。

ですから、このとき「障害年金診断書」をもらうことが、患者さんにとっては重要なターニングポイントとなるのです。

新型うつ病であれなんであれ、「うつ病」という診断名をもらい、「障害年金診断書」があれば、たいていの場合、精神障害者保健福祉手帳３級が認められます。仕事ができない状態と認定されれば２級も可能です。

時に診断書は経済的利益に直結

医師の診断書は、これを悪用する者にとっては切り札のような効果を発揮し、経済的利益をもたらします。前述したように、傷病手当の支給、障害年金の受給のほか、たとえば、失業保険（雇用保険）の給付、借金返済の猶予、生活保護の申請などにも威力を発揮します。

勤務先を退職する場合、会社都合でなく自己都合でやめた場合、失業保険は３カ月の給付制限期間があるので、すぐに支給されません。しかし、「医師が退職を勧めた」あるいは「働ける状態になかった」ということになると、すぐに支給されます。そこで「雇用保険に関する診断書」を持ってきて、「ここの『医師が退職を勧めた』に○をつけてくれませんか？」と言ってくる患者さんがいます。いくらうつ的な症状はあっても休職期間中に海外旅行に行っている患者さんにそんなことを勧められませんから、断ります。すると、逆上して悪態をついたりします。

診断書がどう使われるのかわかりませんが、最近聞いた話では「うつ病」と診断してもらうことで保育園の入園が優先されるケースがあったといいます。

このほか、借金（消費者金融、カードローンなど）の返済猶予、奨学金の返済猶予、給食費の猶予など、ともかく「病気になりさえすれば義務から逃れられる」ことは多いようです。

精神保健福祉法という法律があります。この法律に基づくと、うつ病をはじめ、躁うつ病、統合失調症、不安障害、知的障害、パーソナリティ障害など、特定の精神疾患と診断されれば、原則として「自立支援医療診断書」という書類を自治体の審査に出すことで、通院医療費に公費が適用されることになります。

これは「障害者自立支援法」に基づく医療費補助で、初回3000円程度の診断書料がかかりますが、申請すれば通常自己負担3割が1割程度に軽減されます。

「新型うつ病」は「うつ病」に含まれることになるので、これを持って来られれば、たいていの医師なら診断書を書いてしまうでしょう。

こうしたうつ病診断で最も問題になりそう（実際に問題化している）なのが、生活保護の受給でしょう。

お役所はダマされやすい？

最近は生活保護の不正受給が問題になり、政府は生活保護法を改正し、支給条件を厳しくしようとしています。では、生活保護を受けるための条件はどうなっているのでしょうか？

それは大きく分けて、（1）援助してくれる身内、親類がいない、（2）まったく資産を持っていない、（3）（病気、ケガなどでやむなく）働けない、の三つです。つまり、（3）の働けない条件を証明するために、診断書が必要になります。

初めて申請するときはもちろん必要ですが、その後、生活保護が認められたあとも定期的に必要になります。

また、記入した医者側に役所から定期的に病状調査が入り、その際は「働ける状況にあるかないか」を回答することになります。

精神疾患で働けない状態にあるというのは、かなりの重症です。抑うつ気分は見られても、これに該当するとは思えないレベルの人もいますが、それでも病名が「うつ病」となれば、受け取る側はイメージとして深刻に思うようです。

また、生活保護の申請は市町村の役所の「福祉係」などの窓口で行いますが、お役所仕事であることもあり、「うつ病」が効力を発揮するようです。

もちろん、逆に申請者に厳しい職員もいて、福祉課が指定の病院の診断書を要求する場合もあると聞きます。

個人医は「申請者と手を組んで嘘を書く」可能性があるとして、総合病院の精神科以外は受け付けないところもあるようです。

いずれせよ、重大な精神疾患にかかり、働けなくなって生活保護を受けているという例は数多くあります。

本来、その権利を正当に行使すべき人たちが、一部の不届きな人のために偏見に満ちた目で見られ、正当な権利を阻害されないようにしてほしいものです。

「ナマポ」のためにうつ病を演じる？

ごく極端な例ですが、精神病院側が診断書を乱発して生活保護者をつくり出し、彼らを通院、入院させることでビジネス化している例もあります。

じつは、こういう精神病院のほうが、はるかに繁盛していたりするのです。そういう精神病院では、通院してくる患者がホームレスだろうとアルコール依存症であろうと、簡単に診断書を書いて生活保護を受給させ、病院に通わせます。あるいは、入院設備があれば入院させてしまいます。そうすると、医療費はすべて合法的に国に請求できるので、確実に売上が確保できるのです。

生活保護の不正受給は、2010年時点で2万5355件、全体に占める率は1・8％、不正受給額は128億7425万円、全体に占める率は0・38％というデータがあります。

生活保護受給者が4人に1人という大阪市では、市内の34の医療機関で入院・通院患者のすべてが生活保護の受給者で占められていたことが実態調査で発覚しています。

2012年7月、厚生労働省は「第7回社会保障審議会生活困窮者の生活支援の在り方に関する特別部会」で、生活保護受給者約210万人（12年3月時点）のうち、20～50代の稼働年齢層で病気や育児などの理由がない人は約30万人という試算を明らかにしています。さらに、それ以降の新たな生活保護受給者のうち同じような人は年間で約9万人と見ています。

つまり、受給者210万人のうち、働ける人が約40万人いるわけです。そして、これは発表数字ではありませんが、残る170万人の受給者の約20％が「うつ病」による受給者と見られているのです。

現在、ネット上などでは、生活保護を「生保」と略し、これを「ナマポ」と読むようになっています。そして、ナマポのゲットのために「うつ病」を演じて生活保護をゲットした告白ブログなども存在します。

また、次のようなつぶやきもありました。

《いまのご時世、よほどのスキルでもない限り 低賃金底辺労働しかない。これで税金やら健康保険やら引かれたら手元に残るのはナマポとさほど変わらない。これじゃ、一度ナマポの旨みを知ったら働かんわな》

数年前のこと、キャバクラ嬢と思われる女性がＳＮＳ（ソーシャル・ネットワーキング・

システム）「ｍｉｘｉ」で、自分の子供に対する虐待と生活保護の不正受給（詐欺）を暴露したことがありました。このときはネット上で大騒動となっています。

このキャバクラ嬢は《うつ病を口実に働けないように見せかけて役所の職員を騙し、生活保護によって毎月20万円を受給している》と告白。毎月の給料は１００万円を超え、さらに社長から毎月50万円をもらっているとも告白。

そうなると、少なくとも１３００万円の年収があることになります。そのうえで、生活保護手当として「子供手当と母子加算」の名目で現金を受け取っており、「ｍｉｘｉ」の日記には「去年は２０００万円くらい使った」と書いたのでした。

第7章

「なんでも自己責任」社会の弊害

——日本人は変わってしまったのか?

「こころの病気」の歴史は、社会のあり方そのもの

最終章では、「新型うつ病」患者がなぜこれほどまで増えてしまったのか？　その原因を考えるとともに、いまの日本人が、こころのなかになにを抱えて生きているのかを、私なりに考えてみます。

それにしても、「新型うつ病」患者と接して思うのは、日本人が変わってしまったということです。

「歌は世につれ世は歌につれ」という言葉がありますが、この言葉を聞くたびに、私はうつ病患者の時代による変わり方を連想してしまいます。うつ病は「こころの病気」と言われますが、じつは時代と社会を映す鏡とも言えるからです。

社会的動物の性《さが》として、人間は大勢の人間がつくる社会のなかで定められたルールに従い、ほかの人間との関係を通じて、さまざまな事物と折り合いをつけて生きていくしかありません。

つまり、そこにうつ病を引き起こすストレスの根があるわけですが、社会そのもの、ま

た、その社会のなかで生きている他者を否定してしまっては、自分を否定することにもなってしまいます。

しかし、「新型うつ病」の人たちは社会や他者を激しく非難する傾向が強いのは、これまで述べてきた通りです。

「こんな社会でなかったら、自分の人生は違っていた」「あんな上司でなかったら、自分はちゃんと仕事ができた」などと、たとえそう思っていても、普通の常識人なら人前では口にしないことを口にしてしまうのです。

当然のことながら、精神病理史はそのまま社会病理史となります。ある時代のある国の精神疾患に見られる傾向は、その国の社会のあり方と対になっています。

かつて日本は世界に類を見ない高度成長を達成しましたが、そのときの日本人はみな勤勉で、よく働きました。この時代、なまけるのは、「悪」でした。だから、従来型のうつ病患者は、みんなと同じように勤勉に働けない自分を責めるのです。典型的なメランコリー親和型の病前性格は、そうした時代の日本人の特性とも言えるものでした。

つまり、責任感があり、几帳面で、何事にも熱心に取り組み、秩序を重んじ、他人への配慮を大切にする。これは、日本人がみな持っていた美徳だったのです。

都会で暮らす「自分中心」型の日本人

ところが、「新型うつ病」では、こうした部分が希薄化し、責任を他人に押しつけてしまいます。つまり、一部のうつ病患者が新型に変わってしまったということは、日本社会や日本人の一部が変わってしまった結果だとも考えられるのです。

あの東日本大震災で日本人が取った行動を見て、じつは私はこの思いを強くしました。東日本大震災の際、あれほどの被害が出たというのに、被災地では暴動も起こらず、人々はお互いに助け合って秩序ある行動をしました。外国メディアは、こうした日本人の行動を称賛しました。

しかし、被災地から離れた都会はどうだったでしょうか？

東京などでは、生活用品の買いだめ、買い占めが起こりました。あのとき、東京都内のスーパーでは一夜にしてペットボトルがなくなり、さらに米やカップラーメン、レトルト食品、トイレットペーパー、乾電池なども棚から消えてしまったのです。

いま考えてみても、これらの品物はいずれも品切れになる理由はなく、単にいまは必要ではないが、買いだめしておかないと困ると、人々は買いだめ、買い占めに走ったのでした。私も実際に目の前でそうした買いあさりの現場を見ました。

未曾有の大震災だったため、パニックになってしまう気持ちもわからないではありません。でも、人々が買いあさっているのが、いずれもあの時点では被災地で不足していたものだったので、私は複雑な気分になりました。

片や生活必需品が手に入らなくて、生活に困窮している被災地の人たち。片や品物が十分に出回っていて、いま買わなくても生活になんら支障のない人たち。

どちらも、同じ日本人です。

「新型うつ病」患者のこころのあり方は、明らかに都会で暮らす「自分中心」型の日本人の典型ではないかと、私の目には映ったのです。

「こうあってほしい私」と「こうである私」

では、ここで再度、従来型のうつ病と「新型うつ病」の比較をしてみましょう。

両者の大きな違いは、従来型うつ病患者が「自分のせい」にするのに対して、「新型うつ病」患者が「他人のせい」にするところにあります。

これは一見すると正反対のように思えますが、精神病理的な見地から見ると、じつは同じことともいえるのです。すなわち、前者も後者も「〜のせい」という点では一致しており、なにかを「否認」しなければこころのバランスを保てないからです。

否認することとは、つまり「受け入れない」ことです。では、なにを受け入れないかと言えば、それは自分自身のイメージと現実とのギャップです。

これまで述べてきた患者さんの例で見れば、「私のようないい教師は世の中にいない。最近の教師はみな無気力サラリーマンで、教育のことなんか本気で考えていない。その点、私は違う」と言った教師。「私は本当はこんな会社にいるべきではないのです。もっとレベルの高い研究ができます」と言った高学歴エンジニアなど、みな自己評価は驚くほど高いのです。

しかし、それだけに実際の職場で上司に叱責されたり、いいポジションを得られなかったりすると、イメージとのギャップに大きく落ち込むのです。人間はみな、多かれ少なかれ自分を愛しています。そうした自己愛が毀損《きそん》されたとき、その現実を受け入れて、さらに傷つくのを恐れるのです。

じつは、こころのなかのどこかで「私はそれほどの人間ではない」ということに気がついているのかもしれません。

しかし、そのことを認めてしまうと、自己愛はさらに傷つくので、認めることを拒否し、自分以外の他者に原因を求めるわけです。

うつになったのは自分のような人間を認められない社会のせい、理解のない上司のせいとすることで、なんとかこころの安定を保とうとするわけです。

だから、そのために診断書に「休養が必要」と書いてくれと要求し、場合によっては「異動が必要と書いてほしい」という人まで出てくるのです。たとえそれが医者の見解を超える範囲のことであろうと。

「こうあってほしい私」という願望と、「こうである私」という現実は違うことを彼らは受け入れられない。現実を認めさえしなければいいという思考プロセスは、ある意味で「幼児的」です。

幼児というのは、世界は自分を中心に動いていると思っています。学校に行ってはじめて自分以外の子どもたちの集団のなかで暮らせば、自然に周囲は自分のために動いていないことに気がつくのですが、彼らはその部分が未熟なまま大人になってしまったと言えるのです。

大人になっても周囲は自分のために動いてくれると思い込み、そうでない現実にぶつかってもそれに気がつかないか、あるいは気がつかないふりをしているのです。

自己愛がない人間はいませんが、その自己愛が健全なプロセスで育《はぐく》まれなかったわけです。

たとえば、転職を繰り返してもキャリアアップができず、かえって前の会社よりも悪い会社に入った場合、「こんなところにしかいられない」「こんな仕事しか与えられない」ことの不満が爆発し、それを自分が受け入れられない場合には、他者を責めるしかなくなります。

うつ病患者は従来型だろうと新型だろうと、落ち込むことには変わりありません。しかし、従来型はみじめな自分という現実を否認するためにさらに自分を責めました。しかし、新型はみじめな自分という現実を否認するために、自分ではなく他者を責めるのです。

しかし、自責型であろうと他責型であろうと、どちらも現実の自分からは逃れられません。

つまり、自分をいくら責めても、他者をいくら責めても、現実は解決しないわけです。

「受験うつ」から「就活うつ」へ

最近、若者に急増しているのが「就活うつ」です。就職難が進み、内定を得るためには30社、40社も受けるのは当たり前、なかにはそれでも就職できない若者が増えているので、これは仕方ない現象かもしれません。

警視庁の調査によると、2011年に自殺した20歳代の若者のうち「就職の失敗」が原因とされたのは149人で、5年前の60人の約2・5倍になっています。また、NPO法人POSSEが2010年度に学生約600人へのアンケートにより集計した「就活調査」によると、就活経験者の7人に1人が「就活うつ」の状態になっているといいます。

就活うつになると、「食事ができない」「外出するのが怖くなる」「スーツを着た社会人と話ができない」などの症状が表れるようです。つまり、人と接触するのがイヤになり、日常生活が苦痛になり、引きこもってしまうのです。

私も医学部の受験に何度か失敗し、そのたびに、「なんでこんなことを繰り返しているのだろう」と思い悩んで引きこもったわけですから、こうした心理は痛いほどわかります。

しかし、大学全入時代と言われるいまは「受験うつ」は少なくなりました。その代わりに激増しているのが「就活うつ」なのです。これは若者たちの最初の大きな挫折が「受験失敗」から「就活失敗」に変わってしまったことを意味しているのでしょう。

なにしろ半年もの間、1社からも採用通知をもらえない状態では、さすがに自尊心が傷つきます。まじめで受験勉強一筋にきた若者ほど自己愛も強いので、その落ち込みは激しいのです。

こうした若者は「大手企業に入社できないと負け組になる」「こんな会社からも内定をもらえない自分は価値のない人間だ」などと思い込み、従来型のうつ病の入り口に立つことになります。

また、逆に「ボクが就職できないのはリーマンショック後の世界的不況のせい」「自分のよさがわからない採用担当者がおかしい」と、社会のせい、会社のせいに責任転嫁して落ち込めば、「新型うつ病」の入り口に立つことになります。

このようにして抑うつ状態になった若者に、「キミの努力が足りないからだろう」「そもそもキミにはその会社に入る能力がなかったのだ」などと、現実を受け入れることを強要することは医者のすることではありません。また、「就活で人生が決まるわけではない」

という至極まっとうな慰めも効果薄です。

「落ち込み」は誰にも治せない

おそらく彼らは家族には自分の落ち込みを語り、弱音を吐くかもしれません。しかし、親もまたここで本人を責めれば、彼らは精神的にますます追い込まれてしまいます。

最近は大学のキャリアセンターや就職課などでも学生の心理相談を行っています。

しかし、本当のところを言えば、本人の「落ち込み」を周囲が治すことなどできないのです。私のような医者ができるのは、話を聞いてあげることだけです。抑うつ症状を薬などで緩和することはできますが、それはあくまで対症療法です。新型うつ病であろうと従来型だろうと、あるところまでじっくり彼らの話に耳を傾けます。いまの世の中は、他人の話をじっくり聞いてくれるところなどほとんどないと思うからです。

精神科医は、そうした話の聞き手になることがなにより大切なのです。なぜなら、本人が自分で「落ち込み」から脱出する、解決を図ろうとする。これ以外に落ち込みから脱出する道はないはずだからです。

つまり、医者ができるのは、必要に応じた薬物治療や精神療法ですが、それはあくまで補助的な処置にすぎないのです。

「新型うつ病」の患者が「自分がこうなったのが、ほかの誰かのせい」という思考プロセスを持っていたとして、その思考プロセスを変えることは簡単なことではありません。

「就活うつ」が増えているように、「転職うつ」も増えています。さらに「リストラうつ」も増えています。就活うつも転職うつも、それでは思い通りの会社に就職、転職できればその瞬間に治ってしまうのでしょうか？ リストラうつは、新しい仕事が見つかれば簡単に治るのでしょうか？

責任転嫁する新型うつ病患者は、たとえば上司が代わったり、人事異動があったりすればすぐに治ってしまうのでしょうか？

とすれば、それが精神疾患であるはずがありません。

いつのまにか二極化思考に陥ってしまった日本人

うつ病患者さんたちの話を聞いていると、彼らが「勝ち組、負け組」にひどくこだわっているのがわかります。「できない自分」を責めるのも、できる自分を評価してくれない「他者」を責めるのも、みな現在の社会が持つ価値観に大きな影響を受けています。

その価値観とは、「この世界は勝った者勝ち」というような極端な考えに基づいています。この極端な考え方は「オール・オア・ナッシング思考」と言われるもので、人生における挫折の際に、「もう生きている意味がない」というほどの落ち込みをもたらします。

つまり、成功か失敗か、完全か不完全か、一部で全部を判断してしまう。それゆえに失望したり、嘆いたりする。自分や、相手や、社会を、ダメだとして絶望してしまうのです。

現代は格差がどんどん開いている社会とされ、いったん負けると取り返しがつかないと思い込む若者が多いようです。「人生は試行錯誤の積み重ね」「山あれば谷あり」「失敗して初めて成功がある」といった価値観は、格差社会のなかでは通用しないと考えられているようです。

若者たちの話を聞いていると、「勝ち組」というのは、人からいかにうらやましがられる、あるいはねたまれるものをどれだけ持っているかで決まるようです。つまり、彼らが「こうなりたい」「こうありたい」と思うようなものを多く持っているのが「勝ち組」です。

イケメンだ、美人だ、結婚している、一流会社に勤務している、収入がいいなど、そのポイントは数限りなくあります。正社員が勝ち組で、派遣、フリーターは負け組という話もよく聞きます。

「人は誰しも平等である」とよく言われます。しかし、それは社会的な権利、政治的な権利、そしてチャンスが万人に平等であるという話で、実際の人間は一人ひとりまったく違う、ある意味では不平等と自覚すべきです。

もとより能力や環境は平等ではありません。持って生まれた能力、生まれた家によって境遇が大きく左右されるのは当然であって、それを受け入れることから人生はスタートするはずです。

ところが、戦後日本の教育現場は、こうしたことが徹底的に排除され、あたかも誰もが平等で同じという幻想を子供たちに振りまいてきたのです。通信簿に点数をつけない、運動会では順位のつく競技をやらないなどという愚かなことが平気で行われてきた弊害は大きいと言わざるを得ません。

その結果、子供たちはいざ社会に出てみると、実際の社会が不平等な格差社会だと知って落ち込むことになります。初めから人が生まれ持ったものにはさまざまな格差があると教えておけば、「新型うつ病」など生まれなかったかもしれません。

新型うつ病患者は、社会に「勝ち組」と「負け組」がいて当たり前とは思えないようです。格差があるのも当たり前とは思えず、自分が「負け組」側に回ってしまうと落ち込んで、他者を責めるしかなくなってしまうのでしょう。

このような実社会と教育現場のギャップが、新型うつ病をつくり出したとも言えるのではないでしょうか。

「自分探し」はしてはいけない

ひところ流行ったことに、「自分探し」があります。いや、いまも若者たちは「自分探しをしている」と言いますし、いい大人まで「自分探しの最中です」なんて言う人間がいます。

じつは、私はこの言葉が好きではありません。

というのは、自分の人生を振り返ってみれば、結局、そのために大きな回り道をしたとも思えるからです。30過ぎまで定職がなくぶらぶらし続けたことは、ある意味で私にとっての「自分探し」でした。しかし、その実態は、フリーター生活をしながら、あるときは引きこもり、たまに酒を暴飲し、競馬もするという、自分探しとははるかにかけ離れた生活でした。

そうしてあるとき、はっと気がついて、自分がすべきことはやはり医者になること、そうして社会的な役割を果たすことだと思ったのですから、私自身にとって「自分探し」は回り道だったのです。

したがって、そんな私が言えるのは、現在の社会では「自分探し」＝「自分らしさの追求」をすればするほど負け組になる、ということです。

人間誰しも「自分らしく生きたい」と願っています。

しかし、それをやりすぎるとかえって自分を見失い、本来の自分からは遠ざかってしまうのではないでしょうか？

ところが、「自分らしく生きること」は、過去何十年にわたってこの国の社会、教育現場、親が発してきたメッセージなのです。

このことを痛感させられたのが、ＳＭＡＰのヒット曲『世界に一つだけの花』です。この歌では、ナンバーワンを目指すのではなく、「自分らしく生きること」がどんなに大切かという価値観を表現しています。

「キミはこの世界でたった一つの存在。人間は誰しもみな特別な存在」、つまり「この世界に咲くたった一つの花」と言われれば、誰もが「そうだ！」とうなずきます。そこで、自分はオンリーワンだとしたら、ほかとどこがどのように違うだろうということになります。そうして、自分探しの旅が始まるのです。

しかし、これはきれいごとにすぎないのではないかと、私は思わざるを得ません。「オンリーワン」は、人気漫画『ドラゴン桜』の教師・桜木建二が否定した台詞「ナンバーワンにならなくていい、オンリーワンになれだあ？　ふざけるな！　オンリーワンていうのは、その分野のエキスパート、ナンバーワンのことだろう」――このことに集約されている気がします。

「オンリーワン」幻想から抜け出せ

ここ数年で日本の「ゆとり教育」は見直され、教育現場は旧来の学力重視、受験重視の詰め込み教育に戻りつつあります。また、アベノミクスを進める安倍政権は教育改革にも積極的で、小学校からの英語教育にも力を入れ、「これからは世界に通用するグローバル人材を養成する」と言っています。となると、今後の日本人（日本企業が求める人材という意味で）は、次の3種類になっていくのではないでしょうか。

1、グローバルエリート：グローバル化に対応でき世界を舞台に活躍できる人材
2、スペシャリスト：ITやナノテクなど専門分野に通じた人材
3、ワーカー：一般の労働者（ワーキングクラス）

もはや私たちの時代に当たり前だったサラリーマンとOLという企業社会は崩壊しています。非正規雇用が3割を超え、さらに増え続けています。

こうなると、「いい大学を出て、いい会社に入って……」という価値観は崩れてしまいます。さらに「結婚して郊外に戸建てを買って、出世して、一生会社に守られて暮らす」というような人生設計も成り立ちません。

この分類でいけば、圧倒的多数の日本人は3のワーカーとして生きていくことになります。となると、これ以上「オンリーワン」幻想を振りまいていくと、大変なことになるでしょう。

かつての1億総中流社会なら、サラリーマン、OLという道が示され、大多数が人とあまり変わらない人生を送れました。しかし、今後はそれがなくなり、格差社会というか、ある意味で能力を基準にした階級社会ができ上がる可能性が強いのです。とすれば、今後、さらにうつ患者が増えるのは間違いありません。

常に自分にないものを求めて手を伸ばし続ける生活が、充実した人生につながるとは限りません。また、自分に与えられたもののなかで〝足るを知る〟生き方が、みじめな人生というわけでもないでしょう。これまでの一億総中流社会のなかで凝り固まった価値観から抜け出すときにきているのではないでしょうか。

イギリスは、いまもはっきりとした階級社会です。その階級社会の8割を形成するワーキングクラスの人々は、それなりの人生観を持っています。

彼らはまさか自分が「なんでもできる」「なりたい自分になれる」などとは思っていません。

ゆとり教育は終わりましたが、オンリーワン幻想、自分探しは終わっていません。自分探しをしてほぼなにも得られなかった私が言いたいのは、もういい加減で、こんな幻想的な価値観で子供たちを振り回すのはやめませんか？　ということです。

「なんでも自己責任」社会の弊害

新型うつ病患者を診てきた経験から言うと、2013年5月に行われた民主党の反省会は、本当にあきれるしかありませんでした。なぜかと言えば、民主党の幹部が、自分のことを棚に上げて責任をほかに押し付けていたからです。

民主党がここまで凋落《ちょうらく》したのは、民主党自身のせいであることは明らかです。それにもかかわらず、首相も経験したというのに菅直人氏の発言に私は驚きました。まったく反省になっておらず、責任転嫁に終始していたからです。小沢一郎氏のせい、野党のせい、しまいには自分をわかってくれなかった国民のせいだといわんばかりでしたから、聞いていて情けなくなりました。もちろん、国民が選挙で支持したのですから、我々国民も反省すべきでしょう。

国のトップである政治家がこれですから、無責任な新型うつ病患者、責任転嫁型のうつ病患者が増えるのは無理もありません。そう思ったわけです。

ところで、このように自分たちの責任を回避しておきながら、いまの日本のトップは

「自己責任」をさかんに国民に押し付けています。いまや、なんでもかんでも「自己責任」で、責任はいったいどこに行ってしまったのだろうという状態になっていませんか?

「自己責任論」というのは、一人ひとりの個人に責任があるということを一見言っているように見えるのですが、実際のところは、誰も責任を取らないと言っているのと同じです。これは結局のところ、無責任社会をつくっていきます。

考えてみてください。

たとえば企業社会では、成果主義が導入されて以来、結果が出せない社員は必要なくなりました。そんな社員は、事あるごとに上司に激しく叱責されるのでしょう。なかにはバカ呼ばわりされる人もいるはずです。

こういうとき、社会的な耐性を身につけた人なら、「自分の努力が足りませんでした。次はがんばります」と言って、あとでペロリと舌を出すかもしれません。

しかし、うつになりやすいタイプの人間は、従来型なら自分を責め、新型なら他人を責めて、この状況を受け入れるのを拒否するのです。となると、仕事に大いに支障をきたします。どこかで戦力外の余剰人員となってしまいます。

こうなると上司はまず人事部などに案件を上げます。次に人事部は会社の指定医、あるいはほかの医療機関にその人間を行かせて診察を受けさせます。そんなとき、一部の不届きな医者は会社がなにを望んでいるか知っていますから、「うつ病」と診断するかもしれません。見事なたらい回しによる責任回避です。

しかし、責任回避はまだ続きます。今度は患者本人がツケを医療福祉制度に回すのです。こうして、日本国の社会福祉負担は毎年1兆円規模で増え続け、いまやこの国の財政は巨額の赤字を抱えてパンク寸前なのです。

「すべて自己責任」による総無責任社会は、医療に限らず、すべての分野で日本のすみずみまで行き渡っていると言えるのではないでしょうか？

「すべて自己責任」社会では、一人ひとりの個人は余計なことをして「自己責任」を取らされることを嫌います。その結果、誰もが極力トラブルに関わることを嫌います。見て見ぬふりが横行します。

しかし、その一方では、自分の利益だけは守りたい。そのためにはなんでもしようとするようになります。

昨今、クレーマーやモンスターペアレントが激増してしまったのは、ここに理由があるのではないでしょうか？

「新型うつ病」と診断された患者のうちのどれくらいが、実際には自分の利益だけのために「病気」を利用して行動しているのかはわかりません。本書で何度も述べたように、新型うつ病患者の多くは、気分の浮き沈みに苦しんでいますし、多大な苦しみを抱えている患者さんであれば、その病因を問わず、十分なケアがなされるべきです。

ただ、一部にそうではない人間がいることも確かなのです。

「責任」は誰が持つべきか

じつは、「なんでも自己責任」社会と先に述べた「オンリーワン」教育はセットになっています。つまり、すべての問題が個人にのしかかるようになっているからです。「あなたが○○できないのは、オンリーワンであるあなた自身のせい」というわけです。

責任を取るということに関して言えば、私たちは、いまの社会から二つのメッセージを受けて暮らしています。一つは「あなたに責任がある」で、もう一つは「あなたに責任はない」です。

このメッセージのうち、「なんでも自己責任」社会では、人は「あなたに責任はない」

のほうばかりを求めがちになります。

では、「あなたに責任はない」という状態は、どういう状態でしょうか？　それは、「悪いのは私ではない。相手だ！」と言える状態であり、もっと踏み込めば「悪いのは私ではない。すべて病気のせいだ！」と言える状態です。

このような歪んだ社会をなんとかしなければならないのは言うまでもないでしょう。

ただ、その方法は、つまるところ簡単なことだと思っています。

社会全体が、責任の範囲を明確化してしまえばいいのです。ここまでは政治の責任、ここまでは企業の責任、ここまでは上司の責任、ここまでは社員の責任、ここまでは教師の責任、ここまでは親の責任などと、ちゃんと線引きをするのです。

そして、ここまでがあなた自身の責任ということを明確にしない限り、うつ病患者はこれからも増え続けるでしょう。

逃れられないストレスとどう付き合うか

2012年を境に、新型うつ病患者に対する社会の風当たりが、にわかに強くなりました。これは生活保護の不正受給問題と歩調を合わせた動きで、社会全体がニセ患者やなまけ者に対して、いままでのように許容できなくなってきたことを表していると言えます。

２０１２年６月には、なんと週刊誌各誌が一斉に「新型うつ」を取り上げました。『週刊文春』では3号にわたってキャンペーン記事が掲載され、『アエラ』『週刊現代』にも特集記事が掲載されました。

このうちの『週刊現代』（２０１２年６月30日号）の問題提起レポート、「『新型うつ』これが真相です」（ちなみに、この記事のサブタイトルは〝なぜか「患者」は大企業のサラリーマンと公務員ばかり〟）には、新型うつの典型例として、精神科医で筑波大学医学医療系助教の吉野聡医師が経験した事例が載っています。

この患者は、他院でうつと診断されて、会社を休職中にセカンドオピニオンとして受診しに来た20代後半の男性。

「彼も、休職中に海外へ旅行したと話したので、私が『海外へ行ける体力が出てきたなら、そろそろ職場に戻ってがんばってみたらどう？』と言ったんです。その途端、目の色を変えて『先生、今うつ病の私に《がんばれ》って言いましたね⁉ 精神科医なのに、患者にそんな言葉をかけるんですか！』とすごい責め方をされました。しまいには、『うちの職場がどんなにつらいかわかっていないからそんなことを言うんだ！ 先生は椅子に座って人の話を聞いているだけで給料をもらっているんでしょう』と言われ、返す言葉がありませんでした」

このような例を紹介したあと、記事の最後はこのように結ばれています。

「つらいことに直面したら逃げる、自分の利益を最優先する――易きに流れる人々が蔓延することこそが新型うつの最大の原因であり、問題ではないか。」

現代社会は、「つらいこと」に満ちています。長引くデフレ不況と失われた20年の間に、フリーターやニートが増え、サラリーマンの給料は下がり、リストラが日常化しました。いまや日本中にストレスが充満していると言えます。こういうストレス社会のなかでは、人々は他人に配慮する余裕などなくなります。とはいえ、引きこもって暮らしていけるのならいいでしょうが、現在の日本の経済情勢は、もうそれを許さないところまで来ていると考えるべきでしょう。

先の週刊誌の記事の最後にあるように、もう「つらいことに直面したら逃げる」こともできないのです。

とすれば、私たちはストレスとうまく折り合って生きるしかないのではないでしょうか？

ストレス学説の祖とされるハンス・セリエは、「ストレスは人生のスパイス」と言っています。

つまり、料理がスパイスによって引き立つように、人生もストレスという適度なスパイスによってよりよくなるというわけです。ですから、ストレスから逃げるより、それをうまく取り入れて折り合っていくことが大事なのです。

私は、診察に訪れる患者さんに「ストレスを感じたら、それを自分のなかにとどめないようにしてください」と、常に言っています。

と言っても、まじめな患者さんは、どうしたらいいかわからない人が多いようです。そんなとき、私は、

「お風呂や温泉に入ってゆっくりするのもいいでしょう。体を温めるのは、リラックス効果があっていいですよ」

「カラオケボックスに行って、思い切り歌ってみるのもいいですよ。いま、一人カラオケなんていうのもあるみたいですから、人目を気にせず、思う存分大声を張り上げてみたらどうでしょう?」

などと具体的にアドバイスします。

お金がかかるというなら、どこか一人になれる場所、たとえば近所の公園とか丘の上などに行き、他人に迷惑がかからないところを見つけて、

「どんなことでもいいですから、上司の悪口でも、〝バカにすんな〟でもいいですから、ともかく言いたいことを大声で叫んでみてください」

とも言ったりします。

これは、誰にでもものすごい効果があります。これ以外にも、自分に合ったストレス解消法を見つけて、日常に取り入れ、ストレスと上手に折り合い、「うつ」を近づけない生活を送っていただきたいと思います。

あなたやまわりの人が「境目」にいると感じたら

ストレス社会で、誰もが「うつ」と平常の境目に立たされているとも言える現代。

最後に、あなたやあなたのまわりの人が「うつっぽいかな」と心配になったとき、それがただの一時的な「落ち込み」によるものなのか、心療内科や精神科に行ってすぐに診てもらったほうがいいのかの判断の目安を紹介しておきましょう。

1、自分が「うつっぽいかな」と感じたとき

いままで普通にできていた仕事や家事がはかどらなくなったり、ケアレスミスが続くようなら要注意です。きちっと整理整頓していた人が、なぜだか片づけられなくなって部屋や机が乱雑に散らかったままになっていたり、きれい好きだった人がお風呂に入らないままで平気だったり……とにかくそれまで普通にできていたことができなくなったり、するのが億劫になったりしたら、「うつ病」を疑ってください。それまで夢中になっていた趣味にまったく興味がわかなくなるのも、典型的な兆候です。

症状としては、食欲不振や眠れない、疲れやすい、全身の倦怠感があるなどの自覚症状が出たり、理由もなくイライラしたり、不安感、焦燥感に駆られたりすることもあります。それが1カ月近く続いているようなら、単なる「落ち込み」ではなく、「うつ病」の可能性がありますので、すぐに診察を受けるべきでしょう。

2、身近な人が「うつ」っぽいと感じたとき

1と同じように、いままで普通にできていた仕事や家事、日常生活ができなくなっている、あるいは、やたらと時間がかかるようになっていると感じたら要注意です。

趣味に対して興味がわかなくなったり、人と会うのを嫌がり、家に引きこもりがちになったり、簡単な足し算、引き算をしばしば間違えてしまうのも、危険信号です。

それらが1カ月近く続いているようだったら、それとなく診察を勧めて、場合によっては、一緒に病院に付き添ってあげるといいでしょう。

老人性のうつ病の場合は、記銘力《きめいりょく》(過去のことではなく、新しく体験したことを覚えること)が悪くなる傾向があるので、認知症の進行と間違えられて、発見が遅れることがあります。また、老人性のうつ病は被害者意識を持ちやすいので、少しでも気になったら、早めに診察を受けたほうがいいでしょう。

3、職場などに「新型うつ」っぽい人がいるとき

「新型うつ病」の人は、自尊心が高く、自己を過大評価しがちです。その言動を否定せず、できることをほめてプライドをくすぐり、多少の過大評価は黙認するのが一番です。

というのも、言動を否定したり、押さえつけたりすると、かえって症状が悪化し、まわりがより振り回されるようになる可能性があるからです。このことは、新型うつ病に限らず、従来のうつ病の人に接するときも、同じことが言えます。ただ、黙認するのも限度がありますから、あまりに職場に悪影響が出ているようなら、人事部などを通じて、相手の自尊心を傷つけないようにしつつ、病院で治療するなどの対応をしてもらう必要があるかと思います。

とにかく「うつ」が気になるようだったら、早めに信頼のおける心療内科、精神科を受診してください。信頼のおけるクリニックは、たとえば通院したことのある人の話を聞いたり、住んでいる自治体の精神保健福祉センターに問い合わせてみるのも手でしょう。

おわりに

最後までお読みくださり、ありがとうございました。

「引きこもり、ときどきフリーター」という経験をへて精神科医になった私ならではの視点から現代の「こころの病」の一面の真実を照らし出そうと考えて、書き進めてきました。

本文で何度も述べましたが、「新型うつ病」はその他責型の言動から「甘ったれ」「わがまま」と見られがちです。しかし、多くの場合、本人は気分の浮き沈みにつらい思いをしていることは間違いありません。それでも時に手厳しい指摘をしているのは、うつ病をはじめとする精神疾患に苦しんでいる人たちへの誤解や偏見がなくなり、正しい理解が進むようになってほしい、との思いがあるからだということを、ご理解いただければ幸いです。

最後に、「新型うつ病」と精神科医をはじめとする精神医療の問題についての私見を述べて、結びとしたいと思います。

私は「新型うつ病」を心因性のうつ病の一種と考えています。心因性のうつ病とは、性格の偏りや精神的ストレスが主因と考えられるうつ病のことです。

しかし、治療者である精神科医が、患者さんの性格の偏りや精神的ストレスを理解できずに、正しく対応できていないケースがあります。なぜ、そんなことになるかというと、精神科医の想像力の不足から、現在の複雑に変化した社会形態や、それによって生じる精神的ストレスを理解できない面があるからです。

医学部に入学するには、たいてい私立の中高一貫校に進学し（あるいは、幼稚園や小学校から私立の一貫校に入り）、医学部に入るために、さながら受験マシーンと化して医学部に入る。医学部に入れば入ったで、今度は、医師国家試験マシーンと化して、医師になり、精神科医になる。このように、ある意味で一般からは隔絶された世界に育った医者に、現在の複雑な社会に生きる人々の精神的ストレスへの想像力を養えといっても、なかなか難しいものがあるでしょう。

本来は患者さんの言動に右往左往していては精神科医は務まらないのですが、そんな環境で育った医者にとくに、「新型うつ病」を、時に否定し、時に大げさに扱う傾向があるように私には思えます。

もう一つ問題があります。日本の大学の精神科では、精神疾患の心理的側面を明らかにしていく精神病理学が軽んじられ、脳科学からアプローチする生物学的研究が偏重されている流れがあることです。

そのために、患者さんの精神的ストレスを正しく理解できず、ともすれば、対応を間違えて、精神状態を悪化させてしまうことも起こり得ます。

これで救われないのは患者さんです。

「新型うつ病」がこれだけ大きな社会問題になっている背景には、このような精神科医の、もっと言うと日本の精神医療の問題もある気がしてなりません。

そんな私見も込めて、本書のサブタイトルを〝「新型うつ」の9割は医者がつくっている？〟と問題提起させてもらいました。

本書が、ストレス社会のなか、うつ病をはじめとする精神疾患への理解につながるとともに、現代の日本人が抱えるこころの問題、そして日本の精神医療のあり方を考えるきっかけになれば幸いです。

吉竹 弘行

吉竹弘行事務所（北九州市）
http://www.yoshitake-hiroyuki.com

青春新書
INTELLIGENCE

こころ涌き立つ「知」の冒険

いまを生きる

"青春新書"は昭和三一年に——若い日に常にあなたの心の友として、その糧となり実になる多様な知恵が、生きる指標として勇気と力になり、すぐに役立つ——をモットーに創刊された。

そして昭和三八年、新しい時代の気運の中で、新書"プレイブックス"にその役目のバトンを渡した。「人生を自由自在に活動《プレイ》する」のキャッチコピーのもと——すべてのうっ積を吹きとばし、自由闊達な活動力を培養し、勇気と自信を生み出す最も楽しいシリーズ——となった。

いまや、私たちはバブル経済崩壊後の混沌とした価値観のただ中にいる。その価値観は常に未曾有の変貌を見せ、社会は少子高齢化し、地球規模の環境問題等は解決の兆しを見せない。私たちはあらゆる不安と懐疑に対峙している。

本シリーズ"青春新書インテリジェンス"はまさに、この時代の欲求によってプレイブックスから分化・刊行された。それは即ち、「心の中に自らの青春の輝きを失わない旺盛な知力、活力への欲求」に他ならない。応えるべきキャッチコピーは「こころ涌き立つ"知"の冒険」である。

予測のつかない時代にあって、一人ひとりの足元を照らし出すシリーズでありたいと願う。青春出版社は本年創業五〇周年を迎えた。これはひとえに長年に亘る多くの読者の熱いご支持の賜物である。社員一同深く感謝し、より一層世の中に希望と勇気の明るい光を放つ書籍を出版すべく、鋭意志すものである。

平成一七年

刊行者　小澤源太郎

著者紹介

吉竹弘行〈よしたけ　ひろゆき〉

1955年、福岡県門司市生まれ。78年藤田保健衛生大学医学部に入学するも医学部6年生で中退。以降、「引きこもり、ときどきフリーター」となって、建設作業員、交通整理員、コンビニ店員、カラオケボックス店員など数々のアルバイトを経験。94年、一念発起して同大学医学部に再入学し、翌年に卒業。同年、医師国家試験に合格し、39歳で医者になる。浜松大学精神科入局後、(財)三生会病院常勤医、銀座ファーストクリニック院長、相模湖病院理事長、北松戸メディカルクリニック院長などを歴任。2012年8月に(医)周友会徳山病院の初代理事長に就任。

「うつ」と平常《へいじょう》の境目《さかいめ》　青春新書 INTELLIGENCE

2013年8月15日　第1刷

著者　吉《よし》竹《たけ》弘《ひろ》行《ゆき》

発行者　小澤源太郎

責任編集　株式会社プライム涌光

電話　編集部　03(3203)2850

発行所　東京都新宿区若松町12番1号 〒162-0056　株式会社青春出版社

電話　営業部　03(3207)1916　振替番号　00190-7-98602

印刷・中央精版印刷　製本・ナショナル製本

ISBN978-4-413-04404-2

©Hiroyuki Yoshitake 2013 Printed in Japan

本書の内容の一部あるいは全部を無断で複写(コピー)することは著作権法上認められている場合を除き、禁じられています。

万一、落丁、乱丁がありました節は、お取りかえします。

こころ涌き立つ「知」の冒険!

青春新書
INTELLIGENCE

PI·385	「ナニ様?」な日本語	樋口裕一
PI·386	仕事がうまく回り出す感情の片づけ方	中野雅至
PI·387	自由とは、選び取ること	村上　龍
PI·388	「腸を温める」と体の不調が消える	松生恒夫
PI·389	アレルギーは「砂糖」をやめればよくなる!	溝口　徹
PI·390	動じない、疲れない、集中力が続く… 40歳から進化する心と体	工藤公康 白澤卓二
PI·391	図説 生き方を洗いなおす! 地獄と極楽	速水　侑［監修］
PI·392	成功する人は、なぜジャンケンが強いのか	西田一見
PI·394	なぜあの人は忙しくても楽しそうなのか 「すり減らない」働き方	常見陽平
PI·395	英語は「リズム」で9割通じる!	竹下光彦
PI·396	図説 地図とあらすじでわかる! 伊勢参りと熊野詣で	茂木貞純［監修］
PI·397	誰も知らない「無添加」のカラクリ	西島基弘
PI·398	やってはいけないストレッチ	坂詰真二
PI·399	図説 地図とあらすじでわかる! おくのほそ道	萩原恭男［監修］
PI·400	その英語、仕事の相手はカチンときます	デイビッド・セイン
PI·401	図説 そんなルーツがあったのか! 妖怪の日本地図	志村有弘［監修］
PI·402	なぜか投資で損する人の6つの理由	川口一晃
PI·403	この古典が仕事に効く!	成毛　眞［監修］
PI·404	「うつ」と平常の境目 「新型うつ」の9割は医者がつくっている?	吉竹弘行
PI·405	その英語、こう言いかえればササるのに!	関谷英里子

※以下続刊

お願い ページわりの関係からここでは一部の既刊本しか掲載してありません。折り込みの出版案内もご参考にご覧ください。